LA SOCIÉTÉ CANCÉRIGÈNE

Geneviève Barbier est médecin, membre du Syndicat de la médecine générale et du comité de rédaction de la revue *Pratiques*.

Armand Farrachi, romancier et essayiste, a notamment publié *Les Ennemis de la Terre* (Exils, 1999), *Les Poules préfèrent les cages* (Albin Michel, 2000) et *Petit lexique d'optimisme officiel* (Fayard, 2007).

Geneviève Barbier
Armand Farrachi

LA SOCIÉTÉ CANCÉRIGÈNE

Lutte-t-on vraiment contre le cancer ?

DOCUMENT

Éditions de La Martinière

TEXTE INTÉGRAL

ISBN 978-2-7578-0462-9
(ISBN 2-84675-103-X, 1re publication)

Introduction
Le cancer patriotique

Peu après les attentats du 11 septembre 2001 à New York, les États-Unis d'Amérique ont inventé un nouveau concept : la consommation patriotique. Il s'agissait de consommer encore davantage, pour faire tourner l'économie et rendre ainsi son plus brillant moral au pays meurtri. Le citoyen poussant son Caddie devenait ainsi la figure de proue de l'esprit national, le héros des Temps modernes, une sorte de général Custer de la civilisation en marche contre la barbarie, prêt à lutter jusqu'au bout pour son flacon de ketchup ou son lecteur DVD. Que n'applique-t-on de tels remèdes aux divers désastres qui s'abattent en pluie sur cette partie du monde ? En s'interrogeant sur la question de la santé en France, on pourrait tout aussi bien se demander si le devoir d'un citoyen français ne serait pas de souffrir ou de mourir du cancer pour participer à la prospérité de l'économie nationale, à l'essor industriel et aux progrès de la recherche, de sorte qu'on mourrait presque avec autant de gloire et de misère dans les hôpitaux aseptisés que nos ancêtres dans la boue des tranchées. Le cancer deviendra-t-il, lui aussi, patriotique ? La question peut choquer, mais elle a sa raison d'être. La France industrielle envoie chaque année sur le front du cancer près de 300 000 soldats, dont la moitié ne revient pas.

Depuis deux siècles au moins, cette maladie n'a jamais cessé d'augmenter sa terrible emprise, dans des proportions considérables et selon un rythme accéléré. Il n'existe probablement plus personne dans ce pays qui n'ait à lui imputer la perte d'un parent ou d'un ami et qui, à court ou à long terme, ne se sente peu ou prou lui-même menacé par un fléau aussi universel. Il n'y a donc guère d'enjeux qui trouvent autant d'écho dans les populations que la lutte contre le cancer. Assurer qu'on va enfin prendre le problème à bras-le-corps pour tenter de le résoudre est un objectif qui attire inéluctablement la sympathie du public et les voix des électeurs. Peu de chefs d'État manquent d'ailleurs à ce devoir. Le général de Gaulle avait créé les centres de lutte contre le cancer, le président Nixon avait solennellement déclaré la guerre au cancer, et Jacques Chirac a présenté comme une priorité nationale un nouveau plan d'une ampleur probablement exceptionnelle, pour ne rien dire des chefs d'État et gouvernements successifs qui ont mené contre le fléau un combat énergique mais dont la mémoire s'est perdue.

Voilà bien longtemps qu'on lutte, en effet, et bien longtemps qu'on perd, au point que des esprits mal intentionnés pourraient se demander si on se bat vraiment avec les moyens appropriés ou la volonté de gagner. Car, enfin, pourquoi tant d'énergie, tant d'obstination, tant de moyens pour si peu de résultats ? S'est-on trompé de direction ou de cible, peut-on si longtemps persister dans l'erreur ? Selon les critères d'ailleurs discutés de l'OMS (Organisation mondiale de la santé), la France pourrait se flatter d'avoir le meilleur système de soins du monde ; les centres hospitaliers universitaires (CHU) dispensent un enseignement de qualité, la recherche française s'est acquis une réputation internationale en biologie moléculaire, les associations sont puissantes, et les traitements de plus en plus efficaces. Mais c'est pourtant la France qui, en Europe, affiche la plus mauvaise mortalité due au cancer. C'est encore la France qui accuse une des plus fortes différences de mortalité par cancer selon les catégories sociales. Y aurait-il quelque chose de détraqué dans notre santé publique ? Nos structures sont-elles inefficaces, nos moyens insuffisants, nos connaissances incomplètes ? Sinon, quelle logique perverse s'obstine à ruiner tant d'efforts ?

Voilà trente ans que l'État, les médecins, les associations répètent qu'il faut aider la recherche, encore et toujours aider la recherche. Certes, il le faut. Mais ne faut-il que cela ? Depuis le temps qu'on aide la recherche, ne pouvait-on espérer un peu plus que ce qu'on a obtenu ? Faut-il se résigner à voir le mal avancer comme une fatalité, comme la peste ou la tuberculose avant la pénicilline ? On a même été jusqu'à suggérer que le cancer pouvait faire obligatoirement partie du développement des êtres vivants et qu'il ne fallait pas plus espérer le guérir qu'on n'espère guérir la mort[1]. Les lutteurs autoproclamés

1. L. Schwarzenberg et P. Viansson-Ponté, *Changer la mort*, Albin Michel, 1977.

sont-ils coupables d'un mensonge délibéré ou par omission, d'une impuissance non assumée ou d'une désinformation tendant à rassurer la population ? L'actualité a malheureusement montré que les affaires de santé publique n'étaient pas plus que d'autres préservées de l'aveuglement. À l'occasion de la catastrophe de Tchernobyl, en 1986, en entendant le professeur Pellerin, directeur du SCPRI, aujourd'hui OPRI (Office de protection contre les rayonnements ionisants), expliquer que le nuage radioactif ne nécessitait aucune protection particulière, la population s'est interrogée sur cette heureuse exception française. Une deuxième preuve a été administrée lors de l'affaire du sang contaminé. L'amiante en est une troisième. Il est à craindre que cette liste ne soit appelée à s'allonger.

S'agit-il d'un système médical emballé qui poursuit sa course droit devant lui, sans entendre les alertes ni voir le précipice, ou d'une réalité si terrible qu'on préfère encore l'ignorer ou la nier que l'admettre ? C'est quand l'impossible est devenu inéluctable qu'on aime mieux le croire incertain. Il n'y a pire sourd, dit-on, que qui ne veut entendre. Le déni officiel viendrait alors à point rassurer des oreilles toutes prêtes à le recevoir, comme les grenouilles qui demandent un roi.

Un observateur naïf, en comparant les chiffres de la lutte contre le cancer et ceux de la mortalité due au cancer, peut tout de même se demander si, en bonne logique, on organise des plans de lutte ou des plans de généralisation du cancer puisque plus on y met de moyens, plus le mal augmente. Et d'abord, qu'appelle-t-on lutter contre le cancer ? S'agit-il de soigner les malades ou d'empêcher les bien portants de devenir cancéreux ? Quel crédit faut-il apporter au discours officiel ? Serait-il d'ailleurs si exceptionnel qu'une fois encore on cherche à gérer la crise plutôt qu'à l'empêcher ? N'a-t-on pas préféré inventer une machine à polliniser plutôt qu'enrayer la mortalité des abeilles, ramasser le pétrole sur les plages plutôt qu'interdire les pétroliers poubelles ?

On entend que l'augmentation du nombre de cancers est due à l'allongement de l'espérance de vie. On le veut bien, mais n'y a-t-il pas de plus en plus d'enfants et de jeunes frappés par cette maladie ? On entend que la plupart des cancers sont dus à de mauvais comportements. On le veut bien, mais pourquoi les animaux, y compris les animaux sauvages qui ne fument ni ne boivent, sont-ils nombreux à en souffrir ? On entend qu'à peu près un tiers des cancers est causé par le tabac et l'alcool. On le veut bien, mais quelle serait alors la cause des deux tiers restants, à supposer que cette estimation soit raisonnable ?

En poussant à peine plus loin, ne serait-on pas porté à se demander si le fléau de tous n'est pas une triste routine pour certains, une aubaine pour d'autres, et s'il ne joue pas dans notre économie un rôle positif, que nos plans de lutte ne cherchent même plus à contrarier mais à accompagner, de sorte que le cancer aurait acquis en un demi-siècle une sorte de légitimité et que plus personne n'aurait l'ambition d'en infléchir le cours ? On pouvait lire dans un quotidien à grand tirage : « Sommes-nous prêts à affronter cette évolution épidémiologique qui va poursuivre inexorablement son ascension à l'avenir[1] ? » Nous voilà renseignés sur l'issue de cet affrontement.

On revient à l'idée du cancer patriotique, mortel pour quelques-uns mais profitable à tous, puisque, comme le disait un humoriste par une formule devenue proverbiale, il y aurait finalement plus de gens pour en vivre que pour en mourir. N'y a-t-il aucun lien entre ceux qui produisent le cancer, ou du moins des substances cancérigènes, et ceux qui prétendent non le guérir mais l'affronter ? Ses ennemis proclamés sont-ils comme la chauve-souris de La Fontaine : « Je suis oiseau, voyez mes ailes, Je suis souris, vivent les rats. » Ils produisent les cancers, voyez comme ils polluent ; mais ils les combattent, voyez comme ils les soignent ! Le fait est que l'éradication du cancer détruirait des milliers d'emplois. Des secteurs d'activité florissants se trouveraient sinistrés, et toute une industrie du médicament, du soin, du dépistage et du diagnostic se verrait soudain oisive, désemparée et ruinée dans un monde sans cancer, un peu comme des marchands d'armes plongés dans une paix perpétuelle.

Certes, personne ne crie : « Vive le cancer ! » Ceux qui proclament leur intérêt pour cette maladie démontrent aussitôt leur empressement à la combattre. Peu importe que la plupart soient sincères et pris dans un engrenage qui les dépasse, en particulier les médecins et les chercheurs, car l'ignorance

1. *Le Figaro*, 24 mars 2003.

ou la sincérité ne font rien à l'affaire. Molière, il y a longtemps, disait déjà du médecin d'Argan : « Il ne fera, en vous tuant, que ce qu'il fait à sa femme et ses enfants, et ce qu'en un besoin il ferait à lui-même. »

C'est pourquoi on se gardera de figer les uns ou les autres dans l'angélisme ou la diabolisation. Que le cancer devienne monstrueux ne signifie pas qu'un monstre organise l'apocalypse. Dans notre société du spectacle, ce festival ne manque pas de vedettes, ni de figurants, ni même de vendeurs de billets ; et nous serions bien naïfs de penser n'y jouer aucun rôle. Mais faut-il justement se laisser enfermer dans ce mauvais casting ? Contrairement à ce que disait Bossuet, si nous restions derrière le décor, il n'est pas sûr que la tragédie serait jouée.

La cancérisation du monde

Tout ce qui nous arrive, nous entoure ou nous concerne se voit tôt ou tard investi d'une signification morale, philosophique ou religieuse. Tout doit faire sens : la position des astres aussi bien que les rêves ou la pluie et le beau temps. La maladie ne fait pas exception à la règle. La peste d'autrefois frappait l'humanité comme un châtiment divin. Au siècle romantique, la tuberculose ou la syphilis représentaient le dernier stade de la langueur ou de la débauche. Aujourd'hui, le sida, qu'on croyait réservé aux homosexuels et aux toxicomanes, a pu être présenté comme le revers du relâchement des mœurs et le cancer comme le symbole même d'une invasion aussi sournoise qu'inexorable. Nul n'empêchera jamais les alcooliques de penser que la typhoïde est le châtiment des buveurs d'eau. Mais le discours sur le cancer est souvent compliqué par une approche plus ou moins idéologique, comme si on ne pouvait évoquer cette maladie sans défendre ou attaquer des idées plus générales, voire un modèle de société. Si cette position porte une vérité, c'est qu'il semble en effet impossible de poser la question du cancer sans poser aussi celle de la société cancérisée.

Une maladie de civilisation

La plupart des auteurs qui écrivent aujourd'hui sur le cancer commencent par expliquer que ce mal est aussi vieux que le monde. Ils entrent ainsi de plain-pied non dans l'épidémiologie, mais dans l'idéologie, en s'appuyant non sur des faits avérés, mais sur des jugements, en amenant non à une vérité scientifique ou historique, mais à une croyance. On lit par exemple dans un ouvrage à vocation historique : « Contrairement à une idée reçue, le cancer n'est pas une maladie récente, apparue avec la civilisation moderne [1]. » Cette idée, sous une forme ou sous une autre, figure comme une précaution liminaire à la plupart des ouvrages consacrés au sujet. Inévitablement, une allusion à des cas préhistoriques vient justifier la remarque précédente et l'ancienneté du mal. Voilà pourtant une assertion qu'il nous faudra croire sur parole, car il n'existe aucune preuve de cancers préhistoriques. Outre que les auteurs de telles affirmations n'ont guère de compétence archéologique ou anthropologique, personne n'a prétendu que le cancer aurait brusquement surgi comme un diable de sa boîte. Qu'une maladie soit ancienne n'implique pas qu'elle existe depuis toujours et le fait d'exister n'induit ni nombre ni fréquence. Notre époque est caractérisée, entre autres calamités, non par l'apparition du cancer, mais par

1. P. Pinell, *Naissance d'un fléau, histoire de la lutte contre le cancer en France, 1890-1940*, Métailié, 1992.

son spectaculaire essor. Bien qu'il soit difficile d'identifier les causes de mortalité sur des restes si anciens, aucune découverte n'a jamais établi qu'un homme était mort du cancer avant l'apparition de l'agriculture. On a pu déceler des lésions infectieuses, du rachitisme, des traumatismes, aucun cancer. Pour trouver autre chose, il faut surtout des convictions. Les paléopathologistes, médecins archéologues, établissent à l'aide de scanners, de radiographies, d'analyses d'ADN, leurs diagnostics sur des restes osseux ou des dents peu concernés par les tumeurs. Tout cancer paléolithique est hypothétique, surtout chez des hommes dont bien peu dépassaient l'âge de quarante ans, et c'est bien tout ce que l'on peut dire. Avancer que le cancer existe depuis toujours puisqu'on en a trouvé des traces sur les momies, n'est-ce pas oublier que le genre humain, même sans remonter avant Néandertal, existe depuis cent mille ans, soit mille siècles, et que les plus anciennes momies n'ont que soixante-dix siècles ?

Jean Dastugue et Marie-Antoinette de Lumley, directeurs de recherche en anthropologie et paléopathologie au Centre national de la recherche scientifique (CNRS), remarquaient en 1983 « la quasi-inexistence de néoplasies malignes » au paléolithique. « Si l'on excepte quelques cas très rares de tumeurs bénignes, ce chapitre de la pathologie maligne se réduit à néant, aucun cas authentique n'ayant été signalé. » Ils rappellent aussi les limites de leurs observations, en ajoutant : « À ce propos, on peut faire remarquer que l'absence de localisation osseuse ne prouve rien quant à l'existence possible de tumeurs malignes des parties molles[1]. » Les études réalisées depuis avec des méthodes modernes n'ont fait que le confirmer[2]. Prétendre qu'il n'y a pas de cancers préhistoriques est donc au moins aussi crédible que le contraire. Selon Mirko Grmek, ancien titulaire de la chaire d'histoire de la médecine à l'École pratique des hautes études, le cancer et bon nombre de maladies infectieuses n'existaient pas dans les conditions primitives et le premier cas avéré remonterait au début de l'ère chrétienne.

Jusqu'au début du XXe siècle, les Occidentaux entrés en contact avec des peuples sauvages remarquent leur bonne santé et leur ignorance du cancer, du diabète ou de l'hypertension, autres maladies qui caractérisent à la fois une civilisation et une époque. « Jusqu'ici, au cours de neuf mois de mon activité dans ce pays, écrit par exemple Albert Schweitzer en 1914, j'ai traité près de 2 000 malades et j'ai pu constater que la plupart des maladies européennes se rencontrent dans ce pays. Cependant je n'ai encore trouvé ni de cancer ni d'appendicite. Il paraît qu'on n'en trouve point chez les indigènes d'Afrique équatoriale[3] » La tumeur maligne, comme la dépression ou l'alcoolisme, peut faire office d'ambassadeur

1. J. Dastugue, M.-A. de Lumley, *La Préhistoire française*, t. II, éditions du CNRS, 1983.

2. *Impact Médecine hebdo*, 2 février 1996, et M. Drancourt : « Apport des techniques de biologie moléculaire en paléopathologie infectieuse », *Bull. méd. soc. anthropologie*, n° 10, 1998.

3. Albert Schweitzer, *À l'Orée de la forêt vierge*, La concorde, 1923.

de la civilisation. Aujourd'hui encore, les populations déplacées ou immigrées rejoignent en une ou deux générations les taux de cancer du pays d'accueil.

En 1902, le professeur de Bovis, un des premiers médecins à s'intéresser publiquement à la généralisation des tumeurs malignes, consacra un article à ce qu'il appelait « la cancérisation » : « Les races primitives étaient autrefois indemnes ou presque de cancer. Depuis que notre civilisation a pénétré chez elles, elles se sont mises à faire du cancer. On a également prononcé à ce sujet le mot de "cancérisation" des races primitives [1]. » Il se trouvait bien quelques voix pour contester le phénomène et protester que le défaut de statistiques ou de structures médicales chez les peuples dits primitifs pouvait faire illusion, tandis que certains cancers, comme celui du cuir chevelu dans les pays où il est d'usage de se raser le crâne, plaidaient pour un mal mieux réparti [2]. Mais telle était la disproportion entre les uns et les autres que l'idée d'une maladie de civilisation était communément admise dans les années 30. Dans les années 50 encore, John Higginson, épidémiologiste du cancer et directeur du Centre international de recherche sur le cancer (CIRC) à l'OMS, estimait que 80 % à 90 % des cancers sont provoqués par des facteurs

1. De Bovis, « L'augmentation de la fréquence des cancers », *La Semaine médicale*, septembre 1902, cité par P. Darmon, *Les Cellules folles, l'Homme face au cancer de l'Antiquité à nos jours*, Plon, 1993.
2. *Cf.* P. Darmon, *op. cit.*

environnementaux [1], c'est-à-dire essentiellement liés au cadre de vie ou au travail. En 1960, René Dubos, professeur de biologie moléculaire à l'institut Rockefeller pour la recherche médicale, écrit que les cancers sont inconnus des « peuples primitifs » « tant que rien ne change dans leur mode de vie ancestral [2] ». Or, non seulement cette idée ne fait plus autorité aujourd'hui, mais elle se trouve immédiatement récusée et presque démentie, comme si de nouvelles données l'avaient remisée parmi les vieilles lunes. Il n'en est rien. Il semble plutôt que la maladie dite environnementale soit d'autant plus niée que la pression s'accentue et que les populations s'inquiètent davantage d'un environnement toxique. C'est précisément au début des années 60 que la maladie de civilisation commence à déserter la littérature. Non, nous dit-on, le cancer n'est pas causé par nos sociétés modernes puisqu'il existe depuis la préhistoire. Ceux qui prétendent le contraire, adorateurs du bon sauvage, ne cherchent qu'à calomnier une société qu'ils exècrent ou qu'ils combattent. Par ailleurs, le discours scientifique parvient à marginaliser les lanceurs d'alerte et à les faire passer pour des réfractaires au progrès, nostalgiques de la bougie ou du charbon.

Si les peuples traditionnels sont de plus en plus frappés par le cancer, c'est sans doute qu'ils vivent

1. T. Maught, « *Cancer and the environment : Higginson speaks out* », *Science*, 1979, cité par Ross Hume Hall, L'Écologiste n° 1, automne 2000.

2. V. Stefanson, *Cancer, Disease of Civilization*, Hell and Wang, New York, 1960, préface.

plus vieux ou que leur mode de vie a changé ; mais ils sont aussi touchés par des substances parvenues à eux par des voies détournées, par exemple dans la graisse des poissons contaminés par les eaux, elles-mêmes polluées par des rejets industriels dans les fleuves. De nombreuses études menées par les autorités québécoises depuis plus de trente ans ont retrouvé dans le sang ou le lait maternel des populations inuites des concentrations de mercure, de cadmium et de polychlorobiphényle (PCB) parmi les plus élevées du monde[1]. Comment ces populations des solitudes glacées, qu'on n'imagine guère manipuler du mercure ou des organochlorés agricoles, peuvent-elles être à ce point affectées par une civilisation qui n'est pas la leur ? Pour le comprendre, prenons l'exemple des PCB. Ces molécules ne sont pas directement cancérigènes, mais les PCB fortement chlorés s'accumulent dans l'organisme, perturbent la messagerie cellulaire et « vidangent le foie de la vitamine A, précieux anticarcinogène », explique le toxicologue Jean-François Narbonne[2]. Les PCB ont été créés par la Swann Chemical Company, qui allait devenir en 1935 Monsanto. Leurs qualités sont jugées si nombreuses qu'ils sont utilisés comme gaines électriques, lubrifiants, joints liquides, isolants ; ils rendent le bois et le plastique ininflammables, entrent dans la composition des peintures, des colles

1. E. Devailly, « Santé et environnement dans l'Arctique canadien », dans J. Huss, P. Lannoye (dir.), *La Santé empoisonnée, Faits et arguments en faveur d'une médecine de l'environnement*, Frison-Roche, 1998.
2. Entretien avec les auteurs.

ou des vernis. Après leur mise sur le marché en 1929, les premiers effets toxiques apparaîtront en 1936 et conduiront à leur interdiction en 1976 aux États-Unis. Tandis qu'il est laborieusement question de les interdire en Europe, ils sont – et pour longtemps – toujours présents dans l'environnement. Chercheur dans un projet d'évaluation de la santé des Grands Lacs et spécialiste des substances chimiques perturbatrices du système hormonal, Théo Colborn, docteur en zoologie, s'est intéressée à la faune sauvage de cette région entre les États-Unis et le Canada, particulièrement touchée par la concentration des polluants industriels. Elle a imaginé et décrit le parcours d'une molécule de PCB [1].

On la fabrique en chauffant un mélange de chlore, de biphényle et de limaille de fer. Un train la transporte au loin, dans une usine électrique où elle servira d'isolant à un transformateur. Lorsque l'appareil est hors d'usage, il est jeté dans une décharge avec l'isolant qu'il contient. La molécule de PCB. se fixe alors à une particule de poussière que le vent emporte et dépose dans la nature. Le soleil la libère de son support par évaporation. La molécule gagne la haute atmosphère, où elle voyage avec les nuages avant de retomber avec la pluie, par exemple dans un lac. Un minuscule crustacé, une daphnie, l'avale en se nourrissant à la surface. La molécule commence son voyage dans la chaîne alimentaire. Les PCB, résistant à la dégradation, se concentrent dans

1. T. Colborn, D. Dumanoski, J. Myers, *L'Homme en voie de disparition ?*, Terre vivante, 1997.

les graisses. La survie des animaux des mers froides dépend justement de leur graisse et cela les rend particulièrement vulnérables puisqu'ils stockent les contaminants tout au long de leur vie. La daphnie est avalée par une crevette, qui sert à son tour de repas à un éperlan, bientôt victime d'une morue de l'Arctique. À ce stade, la molécule de PCB est déjà des millions de fois plus concentrée que dans l'eau ambiante. La morue finit dans l'estomac d'un phoque, qui sera bientôt pêché et mangé par un Inuit, en bout de chaîne alimentaire, qui à son tour, faute de pouvoir l'éliminer, stocke le polluant dans ses graisses. Les graisses sont mobilisées à l'occasion d'une perte de poids, libérant alors le PCB, qui se retrouve dans la circulation sanguine. Il passe dans le lait que les mères donnent à leurs petits. C'est ainsi que les Inuits sont menacés par une civilisation distante de milliers de kilomètres et qu'ils n'ont peut-être jamais approchée. C'est ainsi que les produits de synthèse inexistants ou très rares dans la nature gagnent aujourd'hui tous les points du globe avec la course des eaux et le souffle des vents et que tous les hommes, tous les animaux, tous les milieux, terrestre, marin, aérien, tropical, arctique, urbain ou rural, sont contaminés. Le « progrès » auquel on les associe ne connaît pas de sanctuaire. Aucun être vivant n'est hors de leur portée. Transcendant les peuples, les continents, les classes, les âges et les sexes, le cancer, comme le bon sens, est en passe de devenir la chose du monde la mieux partagée.

Quand les cellules s'affolent

Le mot cancer recouvre des pathologies à la fois différentes par les manifestations et semblables par le processus pathologique. La carcinogenèse est la naissance du cancer : un ou plusieurs agents cancérigènes (ou cancérogènes, synonymes indifféremment utilisés ici) peuvent altérer l'ADN ou perturber la messagerie cellulaire. Il existe de nombreux cancérogènes qui peuvent être des agents physiques, comme les rayonnements ionisants ou le soleil, des substances chimiques, des virus ; leur liste a été établie par le Centre international de recherche sur le cancer[1]. Ils entraînent une désorganisation de la cellule transmissible à sa descendance, qui conduira à la prolifération de cellules incontrôlables. La cellule cancéreuse primitive, si elle n'est pas détruite par les défenses immunitaires de l'organisme, se multiplie et produit une tumeur maligne, ou néoplasie. Certaines cellules passent dans les vaisseaux sanguins ou lymphatiques et vont se greffer à distance, formant les métastases, qui peuvent envahir le foie, les poumons, les os, le cerveau. S'il peut s'écouler plus de trente ans entre les premières anomalies cellulaires et l'apparition clinique du cancer, la maladie peut tuer en quelques semaines. Qu'il s'agisse d'un cancer du poumon ou d'une leucémie, d'une multiplication lente ou rapide, osseuse, lymphatique ou ganglionnaire, sarcomes, lymphomes,

1. Des extraits de cette liste sont reproduits en annexe.

mésothéliomes ou mélanomes, toutes les maladies désignées par ce nom générique peuvent être ramenées à la division et à la multiplication désordonnée des cellules, d'un tissu ou d'un organe, quand aucune régularité de disposition ni de rapports n'existe plus.

La plupart des produits cancérigènes agissent par une action dite « mutagène », car elle modifie les gènes du noyau, où s'organisent croissance, division et mort de la cellule. Celle-ci a donc de nombreux ennemis, mais elle est équipée pour réparer les dégâts, entre autres avec les gènes « suppresseurs de tumeurs » qui réparent les altérations susceptibles de conduire au cancer. Parmi eux, le plus étudié est appelé p53. Son importance est considérable et on le retrouve modifié dans plus de 50 % des cancers humains. Il est lié à l'expression du gène de susceptibilité des cancers du sein, le BRCA1, dont on reparlera. Lorsque les mécanismes de défense sont dépassés, un processus anarchique s'engage, qui peut conduire au cancer.

Si les perturbations atteignent les cellules du corps, l'individu devient plus vulnérable au développement d'une tumeur. Mais si les dégâts ont eu lieu sur les cellules de la reproduction, l'anomalie pourra être transmise aux générations suivantes, qui, à leur tour, auront un risque plus élevé de déclarer un cancer. À cette injustice s'en ajoute une autre : la grande inégalité des individus face aux substances cancérigènes. Bien souvent, pour se débarrasser des poisons, l'organisme commence par les rendre solubles dans l'eau, ce qui permet de les éliminer dans les urines. Les réactions de transformation sont assurées par de nombreux enzymes dont l'efficacité varie d'un individu à l'autre, conséquence de la grande variabilité entre les personnes, appelée aussi « polymorphisme génétique ». Dotés d'un système enzymatique plus ou moins performant, nous ne sommes pas égaux devant les tumeurs.

La flambée des chiffres

Les chiffres du cancer sont en constante augmentation et les courbes d'incidence présentent une accélération à partir des années 60, qui atteint 63 % entre 1980 et 2000[1]. Non seulement la croissance du mal est proportionnelle au taux d'industrialisation, qu'on préfère appeler chez nous un facteur de développement, mais l'OMS, en 1994, a même pu établir une corrélation entre le produit national brut et le nombre des cancéreux, comme si le cancer était le prix à payer pour une vie à la fois plus longue et plus facile. L'île Maurice, avec un produit national brut de 140 dollars par habitant, avait un taux de 216 malades par million d'habitants alors que le Portugal en comptait 1 115 pour 479 dollars, les États-Unis 1 968 pour 3 960 dollars.

Le cancer est aujourd'hui dans notre pays la deuxième cause de mortalité avec les maladies cardiovasculaires, la première chez les hommes. Le taux de mortalité du cancer a augmenté de 262 %

1. 170 000 nouveaux cas en 1980, 278 000 en 2000.

entre 1950 et 1988, de 20 % entre 1980 et 2000. Le pourcentage de décès est passé de 7 % en 1920 à près de 30 % en 2000, à tel point qu'aujourd'hui 1 homme sur 3 et 1 femme sur 4 meurent du cancer en France. La maladie fait chaque année 150 000 morts, 500 000 aux États-Unis, plus de 7 millions dans le monde. C'est tous les ans l'hécatombe de la Grande Guerre, près de 20 fois le bilan des accidents de la route. Même sans contagion, on peut parler d'épidémie et même de pandémie. En France, le nombre de nouveaux cas par an, appelé incidence, provient d'estimations à partir de différents registres, qui couvrent 13 % de la population. C'est dire qu'ils ne rendent compte que très partiellement de la réalité nationale, reconstituée à partir d'un recueil organisé dans des zones choisies parce qu'elles s'y prêtent le mieux. En théorie, le taux d'incidence devrait renseigner sur la progression ou le recul de la maladie étudiée. En réalité, bien d'autres événements interviennent, à tel point que les statistiques peuvent montrer tout autre chose : en regardant les courbes d'une épidémie, on ne fait parfois que mesurer le succès de la dernière campagne de dépistage, ou la banalisation des échographies et des scanners – rien n'a changé mais tout est mieux observé. Pour le cancer comme pour les autres maladies, tout bouge en même temps et la difficulté consiste à faire la part des choses. C'est pour cette raison que le tableau ci-dessous concerne les décès.

Le poumon est de loin la première cause de décès par cancer : il tue chaque année près de 27 000 personnes et représente à lui seul 18 % des

Évolution des décès par cancers en France entre 1980 et 2000 (H et F)

Source : *Revue d'épidémiologie et de santé publique*, n° 1, février 2003, vol. 51, Masson.

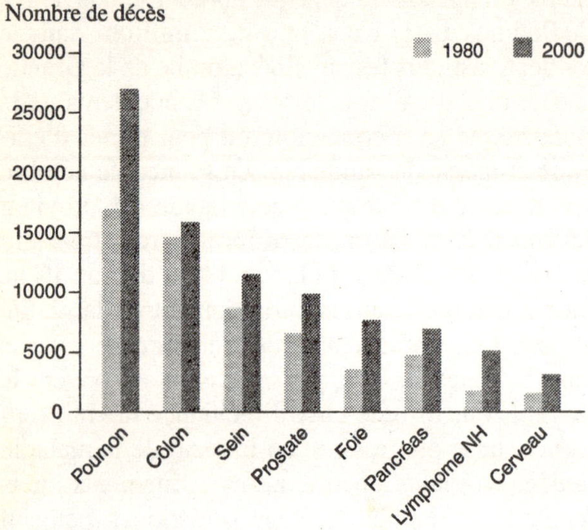

Lymphome NH : lymphome malin non hodgkinien.

150 000 décès par cancer. Le cancer du côlon est responsable chaque année de 16 000 morts. Les facteurs de risque les plus connus sont liés à l'alimentation : régime trop riche en graisses, insuffisance des fruits et légumes. Le cancer du sein est passé de 21 000 cas à 42 000 en vingt ans ; il tue 12 000 femmes chaque année, ce qui fait de lui la première cause de décès par cancer chez la femme.

D'autres cancers sont moins nombreux ou moins graves, mais c'est leur augmentation qui inquiète : en

2000, on a déclaré 5 200 nouveaux cas et 3 100 décès dus au cancer du cerveau, soit 100 % de mortalité supplémentaire en vingt ans. Cette montée, nette et régulière, est présentée habituellement comme le résultat d'un meilleur accès aux soins. S'il est vrai que l'on a recours aux scanners depuis vingt ans et aux IRM depuis seulement dix ans, l'explication du « meilleur dépistage » bute quand même sur un fait essentiel : par leur gravité, les tumeurs cérébrales ne passent pas longtemps inaperçues. Comment expliquer alors l'augmentation des cancers cérébraux ? L'exposition aux dérivés nitrosés est la seule à figurer dans la très officielle liste des causes professionnelles. Mais d'autres facteurs de risque sont connus : les rayonnements ionisants, les champs électromagnétiques, les pesticides, les solvants, le plomb[1].

En vingt ans, le nombre de décès par lymphomes a été multiplié par 3, passant de 1 700 à 5 200. L'infection par le virus du sida est une cause de lymphomes ; pour le reste, le phénomène reste officiellement inexpliqué. On a pu mettre en évidence 25 fois plus de ces lymphomes chez les transplantés recevant des traitements diminuant les défenses immunitaires[2] ; l'augmentation des lymphomes est observée également chez les agriculteurs exposés

1. Agents pour lesquels les études cas-témoins ont retrouvé un lien statistiquement significatif entre exposition professionnelle et tumeur cérébrale ; I. Baldi, H. Loiseau, G. Kantor, « *Cancer du système nerveux central* », dans J.-C. Pairon, P. Brochard, J.-P. Le Bourgeois, P. Ruffié, *Les Cancers professionnels,* Margaux Orange, 2000, 2 vol., t. I, chap. XL, p. 616.

2. Banks, 1992, cité par C. Hill (dir.), *Épidémiologie des cancers,* Médecines Sciences, Flammarion, 1997, p. 71.

aux pesticides, en particulier les insecticides et fongicides à base d'arsenic, les insecticides organochlorés, les organophosphorés, les herbicides [1].

Autre record, le cancer de la thyroïde s'est accru de 6 % par an chez les hommes et de 8 % chez les femmes entre 1978 et 1997. Les méthodes diagnostiques et les traitements des cancers de la thyroïde ont fait de grands progrès, et l'on découvre aujourd'hui un plus grand nombre de petites tumeurs, ce qui conduit à un curieux résultat : alors que les cancers de la thyroïde ont été multipliés par 4, le nombre de décès a légèrement baissé. Doit-on pour autant parler de victoire ? « Les cancers de la thyroïde devraient constituer l'un des éléments importants d'un système de surveillance épidémiologique des rayonnements ionisants », notait Alfred Spira, directeur de recherche à l'Inserm, l'Institut national de la Santé et de la recherche médicale chargé du rapport aux ministres en 1998 [2]. Pour une bonne raison : les rayonnements ionisants constituent le principal facteur de risque de cancer différencié de la thyroïde [3]. Les enfants y sont particulièrement sensibles : après

1. Une grande cohérence entre les différentes études est retrouvée entre l'emploi d'acides phénoxyacétiques et la survenue des lymphomes malins non hodgkiniens, et cette relation est confirmée sur les chiens (par le biais des colliers antipuces). Zahn et Blair, cités dans *Les Cancers professionnels, op. cit.*, t. II, pp. 517-523.

2. A. Spira, O. Boutou, *Rayonnements ionisants et santé : mesure des expositions à la radioactivité et surveillance des effets sur la santé*, rapport aux ministres de l'Environnement et de la Santé, La Documentation française, 1999.

3. C'est aussi le seul type histologique imputable aux rayonnements. *Cf.* A. Spira, O. Boutou, *op. cit.*, p. 127.

une irradiation dans l'enfance, le risque de cancer de la thyroïde est multiplié par 9 par gray d'exposition. Les enfants russes ont été particulièrement touchés après Tchernobyl, en 1986. En France, devant l'augmentation des cancers de la thyroïde, la question d'un lien éventuel avec la catastrophe s'est trouvée posée. Un premier rapport rendu public par l'Institut de veille sanitaire (InVS) en 2002 assure que cette augmentation n'est pas due à l'accident, puisqu'elle a été observée depuis les années 70. Il l'attribue plutôt à la découverte plus fréquente de petites tumeurs facilitée par la banalisation des échographies. Mais l'InVS ne distingue pas les différents types de cancers thyroïdiens, dont certains seulement sont favorisés par les radiations. Il donne plus de détails en septembre 2003, et écarte de nouveau l'hypothèse sensible de retombées de Tchernobyl... tout en admettant ne pas avoir les moyens d'une telle analyse, puisque les données disponibles ne concernent pas les enfants de moins de quinze ans, les plus sensibles aux rayonnements. Enfin, un grand dispositif national de surveillance des cancers thyroïdiens se met en place dans le cadre du nouveau plan cancer 2003. Pour comprendre l'augmentation des cancers de la thyroïde, la méthode semble évidente : surveiller *tous* les types de cancers thyroïdiens, et voir ceux qui augmentent. Mais un rapport préliminaire n'avait-il pas oublié les cancers médullaires de la thyroïde, qui ne dépendent pas des rayonnements ? Si l'Institut de veille sanitaire espère rassurer la population, pourquoi se priver d'avance d'un si précieux élément de comparaison et d'analyse[1] ?

Tous les ans, le cancer fait en France 1 200 morts de plus. Certes, il y a plus de cancers dans une population qui vieillit ; mais cela n'implique pas que l'âge soit le seul facteur explicatif, ainsi qu'on le verra. Le principal progrès accompli consiste à diagnostiquer plus tôt la maladie, et à se donner plus de chances de la guérir, résultats un peu maigres lorsqu'on y consacre des sommes aussi colossales. Si le dépistage expliquait l'augmentation des nouveaux cas, l'incidence devrait diminuer ; ensuite, « si ces découvertes anticipées étaient utiles, on devrait voir la mortalité diminuer. » Or, « en France, ni l'une ni l'autre n'ont été observées jusqu'à présent », reconnaissent les spécialistes[2]…

Ainsi que l'écrit Michel Bounan : « On détruit de plus en plus de tumeurs et la maladie cancéreuse devient plus fréquente, atteint des individus de plus en plus jeunes. Les centres anticancéreux et les antimitotiques prolifèrent. […] Une telle accélération exige une multiplication des médecins, des hôpitaux, des industries pharmaceutiques, du budget des nations. Nous sommes en présence du déraillement d'une locomotive surmenée, dont beaucoup préfèrent ne pas savoir qui tient les commandes[3]. »

1. Ce rapport interne a fait l'objet de correspondances entre le Circ et l'InVS en octobre 2003.

2. Jacques Estève, service de biostatistiques des hospices civils de Lyon, dans *Évolution de l'incidence et de la mortalité par cancer en France de 1978 à 2000,* InVS, 21 octobre 2003, p. 192.

3. M. Bounan, *Le Temps du sida,* Allia, 1991.

Ces chiffres exprimés ici comme dans tous les rapports en valeurs absolues ont aussi leur perversité. Certes, ils effraient, mais ils pourraient effrayer davantage encore s'ils étaient interprétés ou rapprochés d'autres données, car, à ce niveau, on finit par perdre toute échelle. C'est une chose de savoir qu'en 2000 on découvrait 27 000 nouveaux cancers du poumon, c'en est une autre que de savoir que le risque est 3 fois plus élevé chez les ouvriers que chez les cadres supérieurs. Si on disposait plus couramment de répartitions par classes d'âge ou par zones géographiques, on verrait mieux de quelle façon le mal choisit ses victimes. Comment expliquer que notre pays, qui cherche à rattraper son retard, ne se soit pas donné les moyens de mieux identifier le fléau qui le ronge ? Il faudra en revenir à la grande misère des études épidémiologiques en France, où un phénomène qu'on ne s'est pas donné les moyens d'observer n'existe pas.

L'OMS, dans un récent rapport, a prévu que le nombre de cas dans le monde pourrait augmenter de 50 % dans les vingt prochaines années. Pourquoi un tel massacre et, en même temps, une telle défaite dans la lutte toujours réaffirmée contre ce qui mérite bien d'être appelé le fléau des Temps modernes ? Personne ne conteste ces chiffres terribles, pas même ceux qui avaient promis de les inverser, mais, à les en croire, ce ne sera pas faute d'avoir lutté.

La situation n'est pas plus reluisante ailleurs. Le 23 décembre 1971, le président Nixon déclarait très officiellement la guerre « totale » au cancer. Le président Clinton, vingt ans plus tard, a non moins officiellement dû reconnaître que cette guerre avait été perdue. On s'attendait à ce que le mal diminue de 50 %. Il a augmenté de 60 %. Le budget qui lui est consacré est passé de 223 millions de dollars en 1971 à 2,6 milliards en 1998, et à 3,3 milliards aujourd'hui. Il a donc été multiplié par 15, avec comme résultat le plus marquant une augmentation de 43,5 % des cancéreux entre 1950 et 1988.

Ivan Illich avait avancé le concept de contre-productivité quand, au-delà d'un certain seuil, un objectif aboutit à son contraire. L'école peut abrutir, la nourriture empoisonner, les journaux désinformer, le transport immobiliser, la médecine infecter. En sommes-nous au point où la lutte contre le cancer pourrait favoriser l'emprise du cancer ? Après des années de promesses et de discours victorieux sur les succès toujours imminents contre le cancer, les chiffres attestent bien un drame national, qu'on préfère présenter au public comme une fatalité ou une faute de conduite.

Le discours officiel

« Nous connaissons une augmentation majeure de l'incidence des cancers due au vieillissement de la population, aux facteurs de risque majeurs de la seconde moitié du XXe siècle que sont le tabagisme et la consommation d'alcool, *ainsi que les risques professionnels*[1]. » Mais ces derniers ne feront pas

1. C'est nous qui soulignons.

l'objet de bien longs développements dans le dossier de presse du *Rapport de la Commission d'orientation sur le cancer,* diffusé en janvier 2003. L'analyse prête à l'emploi proposée aux journalistes est comme une invariable du discours : aucune autre cause ne semble faire le poids face au tabac, « mal du siècle précédent et du siècle à venir ». Détail significatif : dans le chapitre « facteurs de risque », le rapport consacre 35 pages au tabac, 11 à l'alcool, 6 à la nutrition, 7 aux cancers professionnels, 3 à l'environnement, 2 aux médicaments. Le tabac serait-il responsable de plus de la moitié de nos cancers nationaux ? Sur les 150 000 décès annuels dus au cancer, le dossier de presse annonce 40 000 décès « *attribuables*[1] *à* des cancers *liés*[2] au tabac », formule qui autorise, pour qui veut bien la lire, quelques remarques. Tout d'abord, *lié* au tabac ne signifie pas *causé* par le tabac. Mais le lecteur n'est pas éclairé sur cette nuance. Ce nombre est partout repris et comme inscrit dans les Tables de la Loi. Pourquoi 40 000 décès ? Si l'on additionne *tous* les décès par cancers des lèvres, de la bouche, du pharynx, du larynx, des poumons et de la vessie en 2000, le total n'atteint pas 39 000 morts[3]. Tous fumeurs ? Aucun au contact de solvants, de benzène, d'amiante ? Il faut rappeler ici que les cancers du nasopharynx ou des glandes salivaires, empilés

1. *Id.*
2. *Id.*
3. « *Cancer incidence and mortality in France over the period 1978-2000* », *Revue d'épidémiologie et de santé publique*, 2003, 3-30.

dans les statistiques des cancers des voies aéro-digestives supérieures, n'ont quasiment rien à voir avec l'alcool ou le tabac, mais beaucoup avec les poussières de bois et les radiations ionisantes ; et que d'autres localisations, comme les cancers du larynx, de la cavité buccale et de l'oropharynx, résultent de l'association alcool-tabac, dont la synergie est redoutable : la fumée dépose ses goudrons, l'alcool facilite la dissolution et la pénétration des cancérogènes dans la muqueuse. Il existe aussi de nombreuses causes professionnelles de cancers des voies aéro-digestives supérieures : l'exposition à l'acide sulfurique, au formaldéhyde, au nickel ou aux teintures, pour ne citer que celles-là, concerne plus de 700 000 personnes[1]. Et si 40 % des tumeurs de la vessie sont causées par le tabac, les industries des colorants, du caoutchouc, des métaux ou des solvants font le reste. Enfin, et surtout, le cancer broncho-pulmonaire est le plus fréquent des cancers professionnels. Mais comme rien ne le distingue, le plus souvent, du cancer du fumeur, et que la reconnaissance des cancers professionnels est particulièrement sous-développée en France[2], le tabac arrive à point nommé pour monopoliser l'attention,

1. D'après la nouvelle base de données européenne Carex, consultable sur www.occuphealth.fi/list/data/Carex. Voir en annexe.

2. Le nombre de cas de cancers professionnels *reconnus* en 2000 a été 528 pour le poumon, 9 pour la vessie, tandis que les cas estimés se situent entre 1 900 et 3 700 pour le poumon, 600 et 1 100 pour la vessie. « Cette situation de sous-réparation est particulière à la France. Dans d'autres pays de niveau de développement industriel comparable, les différences sont moins grandes entre les statistiques officielles et la réalité, comme le montre le tableau suivant :

habiller l'hécatombe, et… financer le plan cancer. Quel rôle joue donc vraiment le tabac ? 40 000 est le chiffre donné aux journalistes ; le rapport, quant à lui, précise que « plus de 30 000 décès par cancer sont *attribués*[1] *au tabac*[2] ».

Depuis cinquante ans que le discours se focalise sur le tabac, le tabagisme n'a pas cessé de reculer : entre 1953 et 2001, le nombre de fumeurs réguliers a diminué chez les hommes, passant de 72 % à 32 %[3]. En conséquence, on aurait dû logiquement observer une baisse des cancers broncho-pulmonaires dès les

---

Comparaison du nombre de maladies professionnelles provoquées par l'amiante [c'est nous qui soulignons] *reconnues* (taux par million d'habitants cumulés pour la période 1984-1993).

Pathologie	Allemagne	Belgique	France
Asbestose (cancer lié à l'amiante)	66	171	31
Cancer du poumon	2	6	2
Mésothéliome	39	28	7
Décès	51	30	4

Données DST-InVS dans le *Rapport de la Commission d'orientation sur le cancer*, p. 125.

1. C'est nous qui soulignons.

2. Le chiffre estimé par le Circ est de 33 000 (communication orale) et concerne une grande variété de cancers. La responsabilité directe du tabac varie selon le site : ainsi, 85 % des cancers du poumon, de 54 à 87 % (selon leur localisation) des cancers des voies aéro-digestives supérieures, 40 % des cancers de la vessie sont attribuables au tabac, qui est aussi en cause dans de nombreuses autres cancers, mais pour une part plus modeste.

3. Chiffres pour les hommes de 18 ans et plus ; cette diminution est plus nette dans la tranche d'âge 50-64 ans (qui passe de 73 % à 28 % entre 1953 et 2001) que dans celle de 25-34 ans (de 74 % à 45 %). *Cf.* C. Hill et A. Laplanche, « Tabagisme et mortalité : aspects épidémiologiques », *Bulletin épidémiologique hebdomadaire*, n°s 22-23, 27 mai 2003.

années 80. Or, entre 1980 et 2000, les cancers du poumon n'ont pas cessé d'augmenter[1]. Comment le comprendre ? Et comment s'expliquer que les cancers qui augmentent le plus (mélanome, thyroïde, lymphome, cerveau) n'ont pas grand-chose à voir avec le tabac ?

La carte des décès par cancer du poumon en Europe du Nord montre que les fréquences les plus élevées se superposent exactement avec « le croissant de forte industrialisation prenant l'Europe en écharpe de Glasgow à Milan[2] ». Cette « coïncidence » est jugée « troublante » par les auteurs d'un ouvrage de cancérologie, mais le lecteur reste seul avec ses questions. Faut-il en déduire que les fumeurs se sont installés de préférence dans l'Europe industrielle ? Dans son *Atlas de la santé en France*, Gérard Salem, qui observe un taux de mortalité par cancer plus élevé dans certaines régions, pointe une réalité largement occultée en France. Il indique : « Nous ne savons pas expliquer ces inégalités géographiques[3]. » Coïncidence ? Quels moyens sont alloués pour répondre à ces interrogations ? Aux États-Unis, où la même question se pose, certains auteurs estimaient il y a déjà trente ans que

1. Les taux *standardisés* de cancer du poumon ont régulièrement augmenté, chez les hommes comme chez les femmes, entre 1980 et 2000 (*cf.* « Cancer incidence and mortality in France over the period 1978-2000 », *Revue d'épidémiologie et de santé publique*, 2003, 3-30).

2. B. Hoerni, *Cancérologie et hématologie pour le praticien*, Masson, 2001.

3. G. Salem, S. Rican, E. Jougla (dir.), vol. 1, *Les causes de décès*, John Libey Eurotext, 2000.

« le cancer du poumon est attribuable sans le moindre doute à la pollution de l'air dans *certains environnements*[1] » ou que « les cancers non attribuables au tabac sont parmi les trois ou quatre cancers les plus communs (en terme de mortalité) aux États-Unis[2] ». On verra en évoquant la pollution atmosphérique comment les chercheurs américains arrivent à cette conclusion.

En 1925, on comptait 1 décès par tumeur maligne sur 160 en Lozère, 1 pour 12 dans la Seine. Pourquoi les habitants d'Épinal ou d'Aurillac développent-ils aujourd'hui 10 fois moins de cancers du poumon que ceux de Strasbourg ou de Toulouse ? Fumerait-on 10 fois moins à Épinal qu'à Toulouse ? Pourquoi compte-t-on plus de morts du cancer dans certaines régions que dans d'autres ? Le discours sur le tabac garde une évidente légitimité : le lien est prouvé, et encourager l'arrêt du tabagisme est pour le médecin une prévention efficace au bénéfice incontestable. C'est aussi, disent les cancérologues, la mesure la plus simple à mettre en œuvre, pour éviter à peu de frais un grand nombre « d'années de vie perdues ». La mortalité « évitable » liée aux comportements à risque est d'ailleurs une priorité de santé publique en France. Ce phénomène a été

1. National Panel of Consultants on the Conquest of Cancer, *Report to the Senate Comitee,* novembre 1972, cité par S. Epstein, « Gagner la guerre contre le cancer… Mais est-elle vraiment engagée ? », *L'Écologiste,* n° 1, automne 2000.

2. M.A. Schneidernan, D.L. Davis (dir.) : « Smokers : black and white », *Science,* n° 249, 1990, pp. 228-229, cité par S. Epstein, « Gagner la guerre contre le cancer… Mais est-elle vraiment engagée ? », *L'écologiste,* n° 1, automne 2000.

minutieusement étudié, y compris pour calculer son impact économique[1]. Comme toujours, c'est le *total* des décès avant soixante-cinq ans dus aux cancers pulmonaires ou ORL qui constitue la base des calculs, enrôlant une fois de plus les non-fumeurs et insinuant bien à propos que toutes ces morts prématurées seraient principalement le résultat d'une inconduite.

Le médecin se trouve face à un double piège : en interrogeant son patient exclusivement sur sa consommation de cigarettes, il nie *de facto* les autres facteurs de risque de cancer. Faire endosser au tabac une part déformée par ce que l'on pourrait parfois qualifier de propagande est non seulement discutable mais dangereux. Lorsque le médecin, sans le vouloir, se prête à cette distorsion, il contribue à un déni de réalité, car derrière le tabac se cachent de plus profonds malheurs. Fumer deux paquets par jour n'est pas un choix de vie. Oui, les pauvres fument et boivent plus que les autres. À force de confondre observation et analyse, on en déduit qu'ils n'écoutent pas les conseils, prennent des risques avec leur santé et auraient grand besoin de campagnes de prévention. En prison, à l'hôpital psychiatrique, fumer est la dernière liberté. Le tabac et l'alcool sont éprouvés comme le dernier plaisir quand tout s'est écroulé. Les Indiens ou les Inuits brutalement entrés en contact avec une civilisation qui a fait s'effondrer

1. F. Péquignot, A. Le Toulles, M. Bovet, E. Jougla, « La mortalité évitable liée aux comportements à risque, une priorité de santé publique », *Bulletin épidémiologique hebdomadaire*, n°s 30-31, 2003.

toutes leurs valeurs n'ont-ils pas instantanément sombré dans l'alcoolisme ? Les « comportements individuels » ont bon dos ! Le débat entre liberté et déterminisme n'est décidément pas clos.

Le « vieillissement de la population » est une autre explication récurrente. Mourir à quarante ans n'est pas une mesure de prévention et chacun se réjouit de vivre plus longtemps. Parler « d'espérance » de vie suggère qu'une vie plus longue est forcément un objectif désirable. Après cette évaluation toute quantitative du progrès, on peut bien consentir à quelques cancers de plus. Une vie réussie se mesurerait à sa durée, et les décès prématurés (avant soixante-cinq ans) sont avant tout des « années de vie perdues » et un outrage à l'objectif national comme aux statistiques de santé. On en oublierait presque que ces dernières années, si désirables, sont trop souvent désespérantes. Mais le cancer serait-il inévitablement la rançon de la longévité ? Ce qui est toujours répété comme une évidence n'est jamais expliqué. Comment l'âge serait-il – *en soi* – une explication autonome de cancer ? Il faudrait, pour s'en convaincre, comparer les causes de mortalité de populations vivant dans un environnement mieux préservé ou à des époques plus anciennes. Passé la phase critique de la petite enfance, les sociétés à « espérance de vie » plus faible avaient aussi leurs vieux. Mouraient-ils de cancer dans les mêmes proportions ? Faute de données autorisant la comparaison, il semble impossible de répondre. En revanche, l'âge – les épidémiologistes le savent bien – entraîne toutes sortes de *biais* qui ne permettent pas de conclusion univoque. Vivre plus vieux signifie aussi avoir été exposé plus longtemps aux différents cancérigènes, mais cette lapalissade ne figure dans aucun commentaire à propos du cancer. Pour Paolo Boffetta, responsable de la division épidémiologie au Circ, il n'y a pas d'accord général sur le sujet[1]. Jusqu'aux années 80, précise-t-il, on admettait en effet que l'âge correspond à une exposition cumulée pouvant être à l'origine d'une série de mutations génétiques qui font le lit du cancer. Puis on a découvert des mécanismes mettant en jeu les télomères, éléments cellulaires dont le raccourcissement progressif au cours de la vie rend les cellules plus vulnérables au cancer. L'âge jouerait donc un rôle en tant que tel, mais on distingue mal ce qui relève des agressions ou de l'affaiblissement de l'hôte : force est de constater que le discours officiel n'a retenu bien à propos que l'explication du vieillissement. Un exemple typique d'information vide de sens, inutilisable pour comprendre ou agir, est donné par certaines brochures sur le cancer du sein[2]. « L'âge est le principal facteur de risque » préviennent-elles. Suivent deux autres mises en garde : le risque est plus grand lorsqu'il existe déjà un cas dans la famille, ou bien le cancer d'*un* sein, qui augmente le risque pour… l'autre sein. Après

1. Entretien avec les auteurs.

2. *Réponses Le cancer du sein*, ARC, janvier 2003 ; *Cancer, prévenir aujourd'hui*, Assureurs prévention santé (brochures collectées en 2003 dans des lieux de soins).

N.B. : le « facteur de risque » est un facteur lié à la maladie ; cela n'implique pas qu'il en soit une cause directe.

cela, il ne reste plus à la candidate qu'à évaluer sa probabilité personnelle, à se soumettre aux mammographies répétées, et à redouter le pire. Les facteurs hormonaux, en particulier les œstrogènes, la sédentarité et l'obésité sont pourtant liés au risque de cancer du sein. Enfin, les études épidémiologiques sur les facteurs de risque professionnels sont instructives : travailler dans l'industrie pharmaceutique, la coiffure, l'esthétique, ou dans des postes exposés à la production-distribution d'électricité, aux champs électromagnétiques est associé à un excès de risque de cancer du sein [1]. Pourquoi ne pas le dire ? Il y a bel et bien des pratiques auxquelles on peut se soustraire.

Les êtres les moins suspects de boire, de fumer ou de vieillir ne sont pas épargnés. L'enfant est une victime privilégiée de l'environnement toxique. À cause de son faible poids (la même saucisse aux nitrites sera plus dangereuse pour un enfant de 20 kg que pour un adulte qui en pèse 60) ; parce que son système immunitaire est en cours de maturation ; parce que les barrières naturelles sont encore perméables et laissent davantage passer les substances toxiques dans le sang ou le cerveau ; enfin, parce que la plupart des polluants sont rapportés par les chaussures ou se déposent directement sur le sol, où il joue et circule à quatre pattes, parce qu'il met les mains à la bouche, pour tout cela, et aussi parce

1. Synthèse des données actuelles (les facteurs retenus dans le texte se limitent aux excès de risque *reproductibles* dans les études publiées) ; J.-M. et M.D. Dilhuidy, « Cancer du sein », dans *Les Cancers professionnels, op. cit.*

qu'il est déjà vulnérable *in utero* aux produits auxquels est exposée sa mère, l'enfant est bien malgré lui un indicateur de la qualité des milieux. Lorsque les cancers d'enfants se multiplient, ce ne sont pas la longévité ou le tabagisme qui augmentent, ce sont les conditions d'un monde sain qui diminuent.

Or, le cancer est la deuxième cause de mortalité entre un et quinze ans, la troisième chez les moins de vingt-cinq ans. Malheureusement, les données sur l'enfant sont difficiles à obtenir. Seules celles qui concernent la mortalité sont disponibles depuis plus de dix ans en France, mais permettent mal d'estimer l'évolution, puisque les cancers d'enfants sont plus souvent guéris aujourd'hui [1]. Il faut donc considérer non pas les décès, mais le nombre de nouveaux cas de cancers pédiatriques, à partir des enregistrements continus et exhaustifs que sont les registres. Mais les registres nationaux des cancers de l'enfant sont récents : ils existent depuis 1995 à Villejuif pour les leucémies et depuis 1999 à Nancy pour les tumeurs solides.

André Aschiéri, chargé en 1998 de rédiger le rapport au premier ministre sur les risques environnementaux, a consulté les meilleurs spécialistes français pour rendre compte de ce phénomène ; il a dû se résoudre, faute de données plus précises, à des comparaisons entre la littérature scientifique et les chiffres de la Direction générale de la santé pour

1. Sur une courbe de décès d'enfants, il est donc difficile de discerner ce qui relève des progrès thérapeutiques ou de la progression des cancers ; et les « effectifs » de mortalité sont faibles sur ces cancers déjà rares (environ 2000 par an).

estimer que l'augmentation des tumeurs cérébrales entre zéro et quatorze ans était de 6 % par an entre 1985 et 1995. Il reconnaît que de tels rapprochements sont hasardeux, mais, explique-t-il : "Les registres nationaux des cancers concernant les enfants souffrent de lacunes importantes". [1]

Pourtant, Jacqueline Clavel, épidémiologiste responsable du registre de Villejuif, n'observait devant les médecins réunis à Bordeaux en avril 2003 ni augmentation des leucémies depuis dix ans chez les enfants, ni *clusters*, c'est-à-dire aucune agrégation de cas sur des zones particulières, ce que semblent confirmer les dernières études : « Un travail de synthèse à partir des données générales des registres pédiatriques français ne montre pas d'augmentation significative des cancers de l'enfant entre 1990 et 1999 », rapporte Brigitte Lacour, responsable du registre national des tumeurs solides à Nancy.

En réalité, surveiller les cancers de l'enfant à partir des registres français est une gageure : ils sont trop neufs pour en extraire des tendances. Pendant que nous ne voyons rien, l'influence des facteurs environnementaux sur les enfants fait l'objet de publications de plus en plus nombreuses à l'étranger. [2] De nombreux pays se sont donnés les moyens

1. A. Aschieri, *La France toxique : santé-environnement, les risques cachés*, La Découverte, 1999.

2. Voir par exemple C. F Moore, *Silent Scourge : children, pollution and why scientists disagree,* Oxford Univ. Press, 2003 et D.T.Wigle, *Child Health and Environnment,* Oxford Univ. Press, 2003. "Recent Cancer Trends in the United States", S. Devesa, W. J. Blot *et al.* ; *Journal of the National Cancer Institute*, Vol. 87, N°3, 1er février 1995.

d'étudier les cancers pédiatriques : les registres nationaux existent depuis les années 50 en Grande Bretagne, 1972 aux USA, depuis les années 80 en Suède, en Italie[1]. C'est sur des études américaines que s'appuie le rapport de la Commission qui signale dans les pays développés, mais sur une période plus longue, une augmentation des leucémies, des tumeurs cérébrales et du système nerveux chez les enfants. « Même si les données françaises n'y contribuent que pour une part modeste, l'ensemble des pays européens note bien une augmentation globale des cancers de l'enfant depuis les années 70 dans les travaux effectués au Circ », précise Brigitte Lacour.

Il existe d'autres témoins de la toxicité des milieux : les animaux. Pourquoi, ainsi qu'on l'a dit plus haut, tant d'animaux touchés, eux qui ne peuvent être suspectés de mauvais comportements ? Dès 1903, on avait identifié en Amérique un cancer des oiseaux, en 1915 des poules, en 1933, des lapins sauvages dans le Kansas et l'Iowa. Les chiens et les chats qui vivent dans les mêmes villes polluées que leurs maîtres, qui sont exposés aux mêmes substances, meurent des mêmes maladies. Le docteur Samuel Epstein, professeur émérite à l'université de l'Illinois, auteur de très nombreux articles sur la pré-

1. S. Devesa, W. J. Blot *et al*, *op. cit.* La synthèse des données américaines sur les cancers de l'enfant (United States SEER Programm 1975-1995) est consultable sur www.seer.ims.nci.nih.gov ; C. Magnani, P. Dalmasso, "Increasing incidence of childhood leukemia in Northwest Italy, 1975-98", *Int.J. Cancer* : 105, 552-557 (2003) ; I. Crocetti, G. Bernini *et al.*, "Incidence and survival cancer trends in children and adolescents in the provinces of Florence and Prato (Central Italy), 1985-1997" ; *Tumori*, 88 : 461-466, 2002.

vention du cancer et d'une somme sur le sujet [1], s'est intéressé à ces cancers, qui n'épargnent pas les animaux domestiques : les chiens vivant dans des maisons dont les jardins reçoivent un traitement chimique présentent des excès de lymphomes [2]. Les animaux sauvages, terrestres ou aériens, sont eux aussi frappés d'anomalies sexuelles ou de tumeurs malignes. En juin 1969, le National Cancer Institute a constaté une fréquence accrue de tumeurs du foie chez des souris exposées au DDT. On ne voit pas comment ce qui nuit aux souris serait profitable à d'autres animaux sauvages, qui ne vivent certainement pas plus vieux qu'au XVIIIe siècle. Les poissons de la Baltique, une des mers les plus polluées du monde, de plus en plus souvent pêchés avec l'arête déformée et accablés de tumeurs, auraient-ils eux aussi doublé leur longévité ?

John Harshbarger, du *Smithsonian Institute*, le premier spécialiste du cancer des animaux sauvages, a étudié les tumeurs des poissons [3]. Il a conclu qu'elles ne sont pas un phénomène naturel ni la conséquence d'un épisode viral, mais celle d'une pollution des sédiments aux hydrocarbures aromatiques polycycliques, molécules présentes dans les dérivés

1. S. Epstein, *The politics of cancer*, East Ridge Press, 1998.
2. Hayes, Tarone (dir.), *Case-control study of canine malignant lymphoma : positive association with dog owners use of 2,4 dichlorophanoxyacetic acid herbicides ;* J. Natl Cancer Inst. 83 : 1226-1231, 1991 ; cité par S. Epstein, cité par S. Epstein, *L'Écologiste, op. cit.*
3. P. Bauman, J. Harshbarger, *Frequencies of liver neoplasia in a feral fish population and associated carcinogens*, Marine Environmental Research, 17 : 324-327, 1985. *N.B.* : Le Smithsonian Institute est l'équivalent du Muséum d'histoire naturelle.

pétroliers ou dans les produits de combustion. Les tumeurs apparaissent en aval des sorties d'égouts industriels ou urbains et affectent les espèces qui vivent sur le fond, parmi les boues et les sédiments. Ces même polluants, ingérés par des poissons captifs ou appliqués sur la peau, reproduisent le cancer[1]. Il n'existe en France qu'une étude sur ce sujet et déjà ancienne, mais les Américains semblent s'y être davantage intéressés[2] : le stockage dans les graisses de polluants chimiques cause un affaiblissement du système immunitaire qui prédispose les hommes comme les animaux aux maladies infectieuses et aux cancers. Au Canada, 129 carcasses de bélugas, ces grands dauphins blancs du Saint-Laurent, ont été autopsiées entre 1983 et 1999. Les chercheurs de la faculté de médecine vétérinaire de Montréal ont observé de multiples tumeurs qui n'avaient jamais été remarquées auparavant ; 18 % des jeunes et 25 % des adultes étaient morts d'un cancer ; l'un d'eux présentait le même cancer de la vessie que des ouvriers de l'usine d'aluminium de Saguenay, un affluent du Saint-Laurent[3].

1. T. Colborn, D. Dumanoski, J. Myers, *L'Homme en voie de disparition ?*, Terre vivante, 1997.

2. Balouet et Balouet, *Cancers d'animaux, Annales de l'Institut Pasteur*, 1980 ; entretien avec F. Moutou, vétérinaire à l'école de Maisons-Alfort, président de la Société française d'étude et de protection des mammifères.

3. D. Martineau (dir.) : *Levels of organochlorine chemicals in the tissus of belugas whales (Delphinapterus leucas) from the St Lawrence estuary, Québec, Canada*, Archives of environmental contaminations and toxicology, 16 : 137-147, 1987, cité par T. Colborn, *op. cit.*

Silences et discrétion

Il y a dans le discours officiel des sujets qu'on préfère n'évoquer qu'avec la plus grande discrétion, et aussi des silences. Les deux épidémiologistes britanniques Doll et Peto ont travaillé sur la répartition des causes de cancer. Le tableau qu'ils ont publié en 1981 fait autorité. Les connaissances épidémiologiques progressent avec des remises en question, des disputes, des études contradictoires, des querelles d'experts ; finalement, chaque camp dispose presque toujours d'arguments scientifiques permettant de plaider une cause et son contraire. Même des résultats qui ont fini par s'imposer ont pu être contredits un temps par des études rassurantes : il est plus difficile de prouver que de ne rien voir.

Le débat sur les causes du cancer, quant à lui, n'est pas embarrassé : depuis plus de trente ans la messe est dite. Les travaux de Doll et Peto reviennent dans tous les ouvrages sur le sujet comme *la* référence et leur tableau fait jurisprudence : il continue à orienter les jugements. La Commission d'orientation sur le cancer en 2003 n'a pas manqué de s'appuyer sur lui. C'est pourquoi il importe de le connaître.

Ce tableau attribue donc à peu près 70 % des cancers à des conduites individuelles, chiffre énorme qui tend à laisser croire que les deux tiers seraient évités si les malades prenaient quelques précautions [1].

1. C. Hill (dir.), *Épidémiologie des cancers*, Flammarion, 1997. Tableau d'après Doll et Peto. *N.B.* : La « nutrition » fait allusion

Les facteurs externes qu'on pourrait dire obligatoires ou inévitables y représentent 10 % du total et les expositions professionnelles sont estimées à 4 %.

FACTEUR	% DES DÉCÈS PAR CANCER
Tabac	22
Alcool	12
Nutrition	35
Additifs alimentaires	< 1
Caractéristiques vie reproductive	7
Expositions professionnelles	4
Pollution	2
Produits industriels	< 1
Pratiques médicales	1
Facteurs géophysiques	3
Infections (virus, parasites)	10?

Est-il si difficile de considérer d'autres facteurs dont la consistance réelle semble proportionnelle à leur invisibilité dans le discours officiel ? Face à ce tableau comme pétrifié, on s'autorisera une promenade sur des sentiers moins balisés qui pourrait considérablement modifier le point de vue. Rien n'interdit au lecteur pressé de brûler les étapes.

---

aux habitudes alimentaires ou aux transformations lors de la conservation, à la cuisson, lors de la digestion (comprenant les nitrites et nitrosamines), la suralimentation ; les « additifs alimentaires » aux produits ajoutés par l'industrie ; les « caractéristiques de la vie reproductive » concernent les grossesses tardives, la puberté ou les rapports sexuels précoces ; les « pratiques médicales » visées concernent les radiations ionisantes pour moitié, et certains médicaments dont les œstrogènes (hors contraception orale, considérée comme négligeable). Les « facteurs géophysiques » se réduisent principalement au soleil et au radon, gaz radioactif naturellement produit par l'uranium du granit.

Les pesticides

Un des plus grands silences concerne sans doute les pesticides, utilisés dans l'agriculture pour éliminer les insectes, les champignons ou les « mauvaises herbes » qui attaquent les plantes cultivées. Ils sont aussi employés comme insecticides ménagers dans les jardins, les pelouses, les maisons, sur les chiens ou chats : à chaque cible son désherbant, son antimoustique ou son collier antipuces. Les communes ne sont pas en reste et les répandent dans les squares, les bâtiments publics et les cimetières. La SNCF, les DDE, qui ne cherchent pas à protéger des cultures mais seulement à faire place nette, en utilisent de violents qui ne font pas dans le détail, comme en témoignent les zones mortes en bordure des voies. La France, deuxième utilisateur mondial de pesticides après les États-Unis, premier au regard de sa superficie, en consomme 2 kg par habitant, soit plus de 120 000 tonnes en 1999 contre 100 000 quelques années plus tôt.

Plus les produits sont déversés, plus les organismes combattus développent une résistance, conduisant, en une sorte de cycle infernal, soit à augmenter les doses, soit à en inventer de nouveaux. Car les insecticides, herbicides et fongicides sont bel et bien des poisons dangereux non seulement pour les insectes, mais pour tous les animaux et pour les hommes, et en premier lieu pour ceux qui les répandent. L'emploi des produits phytosanitaires s'est banalisé au point qu'on en oublie qu'ils ont été conçus pour tuer. Certains insecticides utilisés aujourd'hui sont des sous-produits des gaz de combat, dont la commercialisation permit d'écouler en temps de paix les stocks prévus pour la guerre. Les insecticides organophosphorés trouvèrent des débouchés inattendus comme arme chimique (tabun, sarin) prévus par le bloc germanique pour la IIème guerre mondiale. On ne peut pas s'empêcher de penser que cette façon radicale de traiter le problème signale un nouveau rapport à la nature et à la vie, qu'il y a un avant et un après pesticides comme il y a un avant et un après Auschwitz, un avant et un après Hiroshima. Chaque produit a sa cible : les rongeurs (rodenticides), les corbeaux (corvicides), les vers (nématicides), les limaces (molluscicides) et quantité d'autres que l'industrie agricole juge « nuisibles » au libre et plein exercice de son activité ou que nous estimons indésirables dans notre maison et notre jardin.

Les produits sont classés par cibles, mais aussi selon leur nature chimique : on distingue trois catégories de pesticides, les organochlorés, les organophosphorés et les autres. Mais le diable est dans les détails, car de nombreuses substances se retrouvent parfois dans le produit final : certains solvants dont la toxicité est suspectée chez l'homme ; les dioxines, qui contaminent certaines préparations… Enfin, les substances actives sont très souvent mélangées : on ne maîtrise plus – pour peu qu'il fût jamais maîtrisé – l'effet ainsi démultiplié, et surtout on ne teste pas ces redoutables cocktails : « On bute systématiquement sur un refus du ministère de l'Agriculture et de la Commission des toxiques, explique Jean-François Narbonne, professeur de toxicologie à l'université de Bordeaux et expert à l'Agence française de sécurité sanitaire des aliments (AFSSA). De toute façon, poursuit-il, la toxicologie classique n'a pas de méthode d'évaluation pour les mélanges de produits [1]. » On lit pourtant dans le numéro de mars 2003 de la *Lettre mensuelle de la Direction des études économiques et de l'évaluation environnementale,* à propos des pesticides : « Il est très probable que des synergies entre divers produits présents dans le même milieu soient capables d'entraîner des perturbations endocriniennes alors que les mêmes produits pris isolément n'auraient pas d'effets… »

L'OMS estime que les pesticides causent chaque année 1 million d'empoisonnements graves et 220 000 décès dans le monde, sans parler des maladies respiratoires, des perturbations hormonales, des allergies ou de divers effets neurobiologiques ou comportementaux (réduction de la capacité intellectuelle, de la réaction aux stimuli, de la perception spatiale, troubles de la mémoire, irritabilité…). Le Centre international de recherche contre le cancer, à Lyon, a établi une classification des substances en fonction de leur pouvoir cancérogène. Sur les 500 substances actives actuellement commercialisées en France, environ 8 % sont classées « possibilité d'effets irréversibles » ou « peut provoquer le cancer ». Faut-il s'en étonner, puisque leur nocivité est précisément leur raison d'être ?

Plusieurs mécanismes expliquent l'effet des pesticides pour l'homme. Ils sont, selon les cas, toxiques

1. Entretien avec les auteurs.

pour les gènes (génotoxiques), pour les défenses immunitaires, ou perturbateurs endocriniens. Il est difficile de prouver un lien direct entre les poisons agricoles et les divers cancers humains, d'abord parce que les cancers ont des causes multiples, ensuite parce que l'apparition d'un cancer a lieu de quinze à trente ans après l'exposition à un produit dangereux. Si le mal frappait en une semaine, il serait aisé d'établir une relation de cause à effet, mais, comme il lui faut des années pour se manifester, les études se montrent généralement d'autant plus évasives qu'elles se veulent rigoureuses. De plus, les pesticides sont partout : l'Institut français de l'environnement, en février 2003, rapportait la présence de pesticides dans 90 % des rivières et 58 % des eaux souterraines, et remarquait que certains produits interdits depuis plusieurs années (lindane, dinorterbe ou dinosèbe) s'y trouvaient toujours. Les fruits et légumes retiennent fatalement quelque chose de l'eau avec laquelle ils sont arrosés : dans une enquête de l'Union européenne, 50 % des fruits et légumes analysés contenaient des résidus de pesticides, 8 % dépassaient la limite maximale [1]. En bout de chaîne, nous stockons dans nos graisses ces substances qui ne sont pas solubles dans l'eau et que le corps élimine mal. L'école de médecine du Mont Sinaï, à New York, a trouvé sur des volontaires sains 91 composés chimiques (pesticides, métaux

1. *Monitoring of Pesticides Residues in Products of plant origin in UE, Norway and Iceland,* 1999 Report ; SANCO/397/01, cité par F. Veillerette, *Pesticides, le piège se referme,* Terre vivante, 2002.

lourds, dioxines, furanes), dont 53 sont cancérogènes pour l'homme.

Pour étudier les effets d'un risque aussi universellement partagé, le seul moyen consiste à observer les personnes plus exposées que les autres. Les agriculteurs, qui manipulent fréquemment des pesticides, sont donc des témoins de choix. Mais, par ailleurs, n'étant ni sédentaires ni obèses, ne subissant pas la pollution des grandes villes ni l'atmosphère toxique d'une usine de peinture, de métaux, de solvants ou autre, moins fumeurs que la moyenne des Français, ils auraient toutes les raisons d'être en bonne santé. Aussi sont-ils moins atteints de cancer, toutes localisations confondues, que les autres professions. Mais certains types de cancers sont plus fréquents chez eux. L'augmentation des leucémies, des lymphomes et des myélomes multiples dans le monde agricole est connue depuis de nombreuses années et associée à l'usage des pesticides. Pour d'autres cancers, des discordances selon les études expliquent que « le débat scientifique reste ouvert ». Il s'agit des cancers des tissus conjonctifs (sarcomes), des lèvres, de l'estomac, de la prostate, de la peau, du cerveau, du poumon, des ovaires, du sein, du tube digestif. Ce qui surprend, ce n'est pas que les conclusions soient controversées, mais plutôt que des résultats significatifs reviennent de manière récurrente [1] malgré les contraintes méthodologiques,

1. I. Baldi, B. Mahamed-Brahim, P. Brochard, J.-F. Dartigues, R. Salomon, « Effets retardés des pesticides sur la santé : état des connaissances épidémiologiques », *Revue d'épidémiologie et de santé publique*, 1998, n° 46, pp. 134-142.

parmi lesquelles les « données d'exposition », véritable tendon d'Achille des études épidémiologiques. Évaluer un risque impose en effet de le mesurer, et il faut pour cela reconstituer la manipulation des produits, des doses, et des fréquences d'utilisation, afin de classer les sujets comme « exposés » ou « non exposés ». Encore ceci n'est-il qu'un modèle théorique, puisqu'en réalité plus personne n'échappe totalement aux pesticides. Dans une étude allemande, des enfants de deux à quatre ans nourris exclusivement d'aliments biologiques ont dans leurs urines un taux de résidus chimiques (malathion, parathion, phosmet, oxydemedon-methyl, azinphos-méthyl) non pas nul, mais 6 fois moindre [1]. On tente malgré tout de quantifier un danger si bien réparti. Ce travail laborieux fait appel à la mémoire des utilisateurs ou aux industriels qui tiennent des registres précis de leurs commandes. Certains fabricants coopèrent avec des équipes de chercheurs depuis quelques années, au nom d'un intérêt affirmé pour la santé publique. Combien de temps prévaudra cette noble cause si les études concluent que tel produit est dangereux ?

Bien d'autres difficultés se posent puisque l'événement à mesurer, que les chercheurs appellent le « critère de jugement », survient, on l'a vu, après vingt ou trente ans. Les différences significatives sont recherchées parfois non sur le nombre de cancers observés, mais en comparant les décès par

1. C.L. Curl, R.A. Fenske, K. Egithun : « *Organophosphores pesticides exposure of urban ans suburban pre-school children with organic and conventionnel diets* », *Env. Health Persp.*, 13 octobre 2002.

cancer selon le contact professionnel aux pesticides. Conclure alors qu'une augmentation observée est « statistiquement significative » mais « qu'elle n'est pas très importante » revient à juger non la réalité, mais la qualité du miroir qui la reflète. Ne serait-il pas plus juste de reconnaître qu'avec de tels outils le plus étonnant est qu'on voie encore quelque chose ?

Pour les enfants d'agriculteurs, la situation est moins controversée car, hélas, plus claire. Les enfants dont l'un ou l'autre des parents a été exposé aux pesticides avant ou pendant la grossesse ont un risque plus élevé de cancers du cerveau, de leucémies, de tumeurs de Wilms (reins), de sarcomes d'Ewing[1] et de cancers des testicules. L'enfance à la ferme, traditionnellement associée à une santé robuste, se trouve à présent liée à un risque plus élevé de cancers cérébraux[2].

Pour la bonne préservation du « secret industriel », la formule complète n'est pas précisée sur les emballages des produits à usage domestique : la prospérité du fabriquant semble mieux protégée que la santé des utilisateurs ou de leurs enfants. Ce manque de transparence a deux conséquences immédiates : il rend plus difficile le choix du consommateur et complique les recherches épidémiologiques. Sauf à considérer que les bombes à moustiques rendent aussi dépendant que la nicotine, nul doute que le

1. Tumeurs rares et caractérisées par une mutation génétique spécifique.

2. Études cas-témoins ayant trouvé des Odds ratios élevés, associés au fait de résider dans une ferme au cours de l'enfance, dans *Les Cancers professionnels, op. cit*, chap. XLII.

traitement des pelouses ou des chambres d'enfant perdraient de sa popularité s'il était clairement identifié comme pouvant favoriser le cancer, thème sur lequel les emballages sont évidemment muets. Certains insecticides ménagers contiennent de la tétraméthrine, classée cancérigène possible pour l'homme, ou du dichlorvos, organophosphoré interdit en Grande-Bretagne. On cherche en vain sur les emballages de ces produits en vente libre les mises en garde censées alerter les fumeurs sur les paquets de cigarettes : « Traiter les mauvaises herbes tue » ou « Bombarder les moustiques ou les cafards donne le cancer » ! Ce n'est pas la croix noire sur fond rouge dont s'ornent parfois ces paquets en signe de nocivité qui suffira à dissuader l'amateur de rosiers ou l'ennemi des mouches.

Les agriculteurs, mieux informés de la toxicité des produits qu'ils utilisent, en minimisent toutefois les risques, d'abord parce qu'ils pensent qu'ils n'ont pas le choix, ensuite pour ne pas travailler avec la peur au ventre. Il est humainement difficile de vivre avec une menace permanente que le port du masque et des gants viendrait sans cesse rappeler.

L'épidémiologie a-t-elle les moyens de prouver le lien de cause à effet entre pesticides et cancer ? Les études se terminent en général sur des conclusions alarmantes mais incomplètes, et le vœu récurrent de faire « des études complémentaires », ce qui revient à dire : « On approche de la solution » et : « Donnez-nous plus de moyens pour y parvenir. » Pourquoi faudrait-il que les épidémiologistes prouvent la dangerosité des produits, et en ont-ils les moyens ?

Du temps où il n'était encore que député, M. Mattéi, promu peu après ministre de la Santé, avait une telle conscience de ces problèmes qu'il écrivait : « Leur toxicité [des pesticides] peut être immédiate, mais aussi semi-chronique et surtout chronique. Elle peut entraîner des lésions irréversibles. […] La santé humaine peut être gravement menacée à terme. » Il inventait les termes d'*écosanté,* d'*écoéthique,* reconnaissait la nécessité de lutter contre la pollution, de former les médecins à l'environnement, regrettait qu'il n'y ait pas de médecins au ministère de l'Environnement ni d'écologistes à la Santé.

Ce temps heureux n'est plus. « L'ignorance toxique » de la France lui permet de déclarer sans complexe dans le document officiel préparant la loi relative à la politique de santé publique[1] : « Nombre de situations à risque ou agents qui font l'objet de préoccupations de la part du public (produits chimiques, incinérateurs, sols pollués, téléphones portables, etc.) ne sont pas abordés ici : les connaissances sont insuffisantes (lien causal non établi, données sur la relation dose-effet, données d'exposition) pour en estimer l'impact et donc leur assigner un rang de priorité. » Rien ne devrait donc inquiéter ceux qui auront manqué d'empressement pour limiter l'emploi des pesticides et d'autres cancérogènes environnementaux. Les cancers sont des maladies trop complexes pour être rapportées à un

1. Élaboration de la loi relative à la politique de santé publique : Rapport du groupe technique national de définition des objectifs, 2003.

seul facteur : seule l'amiante semble déroger à cette règle absolue. Le non-lieu général qui a finalement clôturé l'affaire du sang contaminé à l'automne 2003 [1] fera-t-il jurisprudence dans les procès en santé publique ?

Il serait logique que, dans les pays en proie à la surproduction agricole, l'utilisation de produits néfastes à la santé des citoyens soit interdite ou, à tout le moins, découragée. Elle est subventionnée, par l'Europe comme par la France. C'est ainsi qu'un hectare de maïs qui demande plusieurs traitements dont l'atrazine, cancérogène possible, interdit seulement en 2003, rapporte une prime de 500 euros alors qu'un hectare d'herbe où une vache pourrait paître au soleil ne rapporte rien. De nombreux pays ont considérablement limité l'usage des pesticides (de 71 % en Suède, de 47 % au Danemark). Malgré une perte de productivité, il s'agirait d'une mesure de salubrité publique épargnant de nombreuses vies. Selon une étude américaine de 1990, la mortalité par cancer du sein chez les Israéliennes a décru de 30 % après la réglementation réduisant les niveaux de DDT [2]. S'il est impossible d'affirmer que la réduction du DDT en est la seule cause, pourquoi la France, lanterne rouge en Europe de la mortalité précoce par cancer, ne se donne-t-elle pas les moyens de limiter les substances potentielle-

1. Cette décision a pu s'appuyer sur des aménagements « sur mesure » de la loi en 2000 : les procès de santé publique devront désormais satisfaire à des critères d'imputabilité plus contraignants.

2. J.B. Westin, E. Richter, *The Israeli breast-cancer anomaly* : Ann. NY Acad. Sci. n° 609.

ment cancérogènes ? Aucune politique de prévention du cancer ne peut faire l'économie de ce débat public sans se décrédibiliser. Comment se fait-il qu'aucune ne l'ait jamais engagé ?

Les dioxines

Les soixante-quinze composés de la famille des dioxines sont issus de la combustion des substances chlorées. Les feux de forêt en produisent 30 mg par tonne, la sidérurgie et l'incinération des déchets respectivement 0,4 kg et 1,5 kg par an. La France, avec trois cent vingt incinérateurs, possède près de la moitié du parc européen et l'un des plus grands au monde avec le Japon. Les fumées étant peu inhalées, l'essentiel retombe sur le sol, où il est ingéré par les herbivores, puis stocké dans les graisses du lait consommé par les humains. On en trouve aussi dans le beurre, les viandes, les œufs, les poissons. Les problèmes commencent.

Faut-il avoir peur des dioxines ? Les associations écologistes, c'est dans leur nature, s'en inquiètent et dénoncent les pollueurs : la production et la destruction des déchets, aggravées par le fait que la plupart des incinérateurs ne répondaient pas aux normes. Même si les incinérateurs sont modifiés ou modernes, les résidus de combustion sont transportés sur le réseau routier, et, rebaptisés engrais ou matériaux de construction, les voici subrepticement « valorisés » sur les remblais de route et les chemins forestiers, mêlés à des briques et des parpaings, voire, comme en Bretagne, fournis aux agriculteurs. Rien ne se perd. Mais cette consécration contribue à répandre insidieusement les dioxines dans le pays et dans les fruits et légumes qui poussent dans ces terres souillées. On comprend que le cercle des inquiets s'élargisse.

Les interrogations du public ne semblent guère perturber l'analyse de Denis Zmirou, membre du Haut Comité de la santé publique. Si les particuliers cultivant leur jardin sur certains sites pollués s'inquiètent du risque de cancer associé aux dioxines et pouvant aller jusqu'à 7 % [1], ils peuvent être rassurés : la nouvelle réglementation n'avait-elle pas prévu de fermer les installations défectueuses le 31 décembre 2000 ? Désormais le risque induit par les nouveaux incinérateurs est, selon lui, « extrêmement faible ». Quant à Pierre Kohler, journaliste scientifique à RTL [2], il s'étonne que l'accident de Seveso ait causé une telle panique : quelques grammes seulement de dioxines (d'après Pierre Kohler ; 2 Kg d'après les spécialistes) se sont échappés de l'usine Hoffmann-Laroche, du trichlorophénol utilisé pour fabriquer des herbicides. Ces dioxines ont néanmoins eu le bon goût de se répandre sur 1 800 hectares, indique Pierre Kohler, « ce qui réduit la dose par unité de surface ». À Seveso, les effets immédiats furent négligeables : quelques boutons sur les enfants et pas plus de 3 300 animaux retrouvés morts après l'accident : hirondelles, lapins et poules.

1. D. Zmirou (dir.), *Quels risques pour notre santé ?*, Syros, 2000.
2. P. Kohler, *L'Imposture verte*, Albin Michel, 2002.

Pierre Kohler en conclut que les dioxines « n'ont jamais tué personne ». Il est vrai que la psychose collective paraît aujourd'hui excessive. Il est vrai aussi que, dix ans après l'accident, les cancers n'avaient pas sensiblement augmenté dans la région. Mais aujourd'hui, le ton a changé. L'OMS a classé, en 1997, la 2, 3, 7, 8TCDD comme cancérogène certain. Pour arriver à cette conclusion, le CIRC a conduit de longues études sur les habitants de Seveso et sur plusieurs cohortes de travailleurs de l'industrie produisant des herbicides. Dans tous les cas, le risque augmentait en fonction des doses reçues. Ce cas de figure idéal donne à l'épidémiologiste des arguments solides en faveur d'une relation de cause à effet. Vingt ans après, l'excès de risque était de 40 %, tous cancers confondus [1], excepté le lymphome, multiplié par 5,7 dans la population de Seveso. Certes, les doses ont été de 100 à 1 000 fois plus élevées que celles mesurées en France. Mais le danger des faibles doses n'est pas réglé, d'autant plus que les dioxines ont la fâcheuse tendance de s'accumuler dans l'organisme [2]. Le ministère de l'Environnement estimait en 1998 entre 1 800 et 5 200 le nombre de décès annuels par cancers attribués aux dioxines.

Le plus grand flou semble donc entourer l'action des dioxines, dont tout le monde s'accorde quand

1. Expertise collective *Dioxines dans l'environnement, quels risques pour la santé ?*, Inserm, octobre 2000.

2. Leur « demi-vie » (temps nécessaire pour en éliminer 50 %) est de quelques mois à trente ans (J.-F. Narbonne, *La Contamination des denrées alimentaires par les dioxines*, Conseil de l'Europe, 2000).

même à dire que moins il y en a, mieux on se porte. Ces substances se prêtent mal au jugement hâtif. Leur action est longue : elles ne sont pas directement génotoxiques, mais agissent par des voies détournées. Elles retardent la mort cellulaire et favorisent ainsi la survie des cellules cancéreuses ; elles déclenchent des processus oxydatifs qui peuvent endommager l'ADN ; elles interagissent avec de nombreux récepteurs cellulaires ; enfin, sans être directement mutagènes, elles fixent les mutations de l'ADN provoquées par d'autres produits cancérigènes.

L'Agence française de sécurité sanitaire des aliments (Afssa) estime à 1,3 pg (picogramme, 10^{-12} g) par jour et par kilogramme de poids corporel les quantités absorbées par la population adulte. Ces taux sont proches de ceux recommandés par l'OMS, de 1 à 4 pg. Une expertise collective de l'Inserm a fait le point des connaissances et des recommandations à propos des dioxines. Les recherches sur le lait maternel en France ont trouvé 16 pg par gramme de matières grasses. Ces résultats, communiqués lors d'une conférence de presse en octobre 2000, ont été recueillis chez des femmes de moins de trente-cinq ans et qui allaitaient depuis au moins quatre semaines. Au total, l'apport en dioxines de l'enfant allaité est 50 fois supérieur à celui de l'adulte[1]. Les enfants sont d'autant plus vulnérables qu'ils consomment davantage de produits laitiers. À Gilly, dans l'Isère, onze femmes vivant

1. *Op. cit.*, p. 162.

au voisinage d'un incinérateur particulièrement polluant ont demandé l'analyse de leur lait. L'Afssa a conclu que, en raison de l'absence d'un « protocole expérimental défini », les résultats ne pouvaient pas être utilisés et « restent dans les fourchettes des études nationales et européennes ». Il est vrai que ces femmes jeunes ne sont pas les témoins les plus représentatifs, car la plupart sont arrivées tardivement dans la région. « Les contaminations préoccupantes concernent les personnes âgées qui cultivent leur jardin depuis des années dans cet environnement pollué et qui ont accumulé une grande quantité de toxiques », nous explique Jean-François Narbonne. Même dans les « fourchettes européennes », lorsque le lait que la mère transmet à son enfant est contaminé, n'est-il pas temps de s'interroger sur nos choix collectifs ?

L'Académie des sciences, elle, estimait, en 1999 encore, que « les dioxines ne constituent pas un risque majeur pour la santé publique » puisque « la nature en produit de toute façon ». L'argument pourra resservir pour la ciguë ou l'amanite phalloïde.

Les additifs alimentaires

La nourriture industrielle utilise quantité de produits de synthèse : conservateurs, colorants, exhausteurs de goût, agents de sapidité ou de texture, antiagglomérants, épaississants, gélifiants, édulcorants, antioxygènes, agents de charge et autres appétissants ingrédients. L'étiquetage des aliments se résume souvent à la déclinaison de lettres et de chiffres impénétrables en l'absence de code et que les fabricants auront sans doute jugés moins effrayants que des noms comme sulfites (E 220 à 227), acides benzoïques et benzoates (E 210 à 219) ; ou cyclamates (E 952). Les cyclamates, édulcorants de synthèse, ont été interdits en 1970 aux États-Unis, parce qu'ils provoquaient expérimentalement des cancers de la vessie chez la souris. Ils sont particulièrement concentrés dans les boissons allégées, recommandées pour surveiller son poids ou prévenir l'obésité des enfants… Selon une enquête de *Que choisir*, une cannette et demie d'une célèbre boisson light à l'orange suffit à dépasser la dose journalière admissible pour un enfant de 20 kg [1]. Qu'à cela ne tienne ! La pub sait parler aux mères, qui leur explique qu'on peut faire plaisir à ses enfants « la conscience tranquille. »

L'industrie agroalimentaire utilise des centaines d'additifs. Sur les quelque 3 000 utilisés, 600 ont été répertoriés, 200 à 300 colorants sur 600. Les amateurs de charcuterie seraient bien inspirés de se méfier des formules secrètes E 249 E 250. Ces nomenclatures cabalistiques désignent les nitrites, qui empêchent la prolifération des bactéries. Inoffensives en soi (du moins chez l'adulte), ces substances se mêlent aux protéines de la viande, les amines. Il se forme alors un composé résultant de l'action de l'acide nitreux ou de l'ion nitrite sur une

1. Analyses effectuées par le mensuel *Que Choisir*, n° 407, septembre 2003.

amine secondaire ou tertiaire : la nitrosamine. Si la Commission européenne reconnaît que les nitrosamines sont des génotoxiques cancérigènes, elle a rejeté les dispositions du Danemark[1], qui avait adopté une réglementation nationale : les considérations sanitaires ne vont tout de même pas porter atteinte à la libre circulation des charcuteries ! Les nitrosamines provoquent chez l'animal des tumeurs des poumons, du foie, des reins, du pancréas, de l'œsophage, du cerveau, de la vessie. Après son verre de soda light aux cyclamates, notre gastronome en culottes courtes arrive d'un coup de fourchette à la dose journalière admissible de nitrites puisque 100 g de lardons ou de bacon y suffisent[2].

Ceux qui vivent d'amour et d'eau fraîche sont eux aussi bientôt rattrapés par les nitrates contenus dans l'eau. Les engrais ou des déjections animales provenant de l'agriculture ou de l'élevage intensifs rejoignent soit les nappes phréatiques par infiltration, soit les eaux de surface par ruissellement. L'azote étant un composé de la dégradation de toute matière organique, et les nitrates l'étape finale de l'oxydation de l'azote, nous retrouvons dans l'eau les nitrates, transformés sous l'influence des bactéries en nitrites, elles-mêmes produisant, lors de la digestion des viandes, les redoutables nitrosamines,

1. Décision 1999/830/CE de la commission du 26 octobre 1999.

2. Parmi 18 lots de lardons testés par le mensuel *Que choisir*, n° 407 (septembre 2003), 8 d'entre eux contenaient plus de 2 mg de nitrites (soit la dose maximale pour un enfant de 20 kg) dans une ration de 75 g (DJA : 0,1 mg par jour et par kg).

qui n'ont alors plus besoin de rien pour être cancérogènes. Après les charcuteries, on les retrouve donc indirectement dans l'eau, les fruits et les légumes. Les nitrosamines induisent des mutations lors de la réplication de l'ADN et ont un certain tropisme pour le système nerveux, en particulier chez les primates [1]. « Les composés N-nitrosés sont des agents mutagènes et des initiateurs de cancérogénèse pour beaucoup d'espèces animales [2] » : on les utilise pour provoquer expérimentalement des tumeurs cérébrales en laboratoire.

En Bretagne, l'eau qui coule à la plupart des robinets est impropre à la consommation à cause des engrais agricoles et de l'élevage intensif des porcs ou des volailles [3]. Les nappes souterraines sont atteintes, les eaux d'irrigation des cultures également. Le fumier est répandu sur les terres saturées. On attendrait que les pouvoirs publics s'occupent à rétablir la qualité de l'eau pour tous en limitant les mauvaises pratiques de quelques-uns, mission qui lui est d'ailleurs imposée par la Communauté européenne. Il semble au contraire que l'État français, forcé de choisir entre la surproduction agricole et la qualité de l'eau, n'ait pas hésité longtemps à pré-

1. I. Baldi, H. Loiseau, G. Kantor, « Cancer du système nerveux central », dans *Les Cancers professionnels, op. cit.*

2. R. Bittel, *Analyse des risques mutagènes et cancérogènes : nitrates, nitrites, composés N-nitrosés*, centre d'études nucléaires de Fontenay-aux-Roses, rapport 5103, 1987.

3. D'après un rapport de la Cour des comptes 2002, 40 % des eaux ont des concentrations pouvant aller de 50 à 75 mg/l, 9 % au-dessus de 75 mg (pour l'OMS, les valeurs-cibles sont de 25, la dose plafond de 50 mg).

férer la première. Il a été attaqué sur ce sujet, et avec succès, aussi bien par des associations (Eau et rivières de Bretagne) que par des compagnies privées (Lyonnaise des eaux) ou sanctionné par l'Europe [1].

Si la bataille sur les nitrates continue, c'est aussi parce que le message semble incohérent : pourquoi recommander la consommation de fruits et de légumes pour lutter contre le cancer… alors qu'ils sont les principaux pourvoyeurs de nitrates ? Maurice Rabache, professeur de toxicologie au CNAM, expert auprès de l'Afssa, explique : « Les fruits et les légumes contiennent aussi des substances protectrices, comme la vitamine C ou le tocophérol [2], qui sont de puissants antioxydants et vont prévenir la transformation de nitrates en nitrites. En terme de toxicité, il ne faut donc pas mettre sur le même plan les quantités de nitrates ingérées par l'eau et celles liées à la consommation de légumes… » Les nitrosamines peuvent aussi se former lorsque certains aliments sont grillés (fritures plates, barbecues) ou au cours de certaines opérations technologiques comme le séchage des malts. Il aura fallu du temps pour élucider le lien entre la consommation de viande et le cancer, « parce que ce qui fait toute la différence est le mode de cuisson : les graisses fondant sur la flamme provoquent la formation d'hydrocarbures aromatiques polycycliques (HAP)

1. Arrêt rendu par la Cour de justice européenne le 8 mars 2001 266/99. La France, qui n'a pas appliqué cet arrêt, a fait l'objet d'un avis motivé C (2003) 1072 1992/4200, le 2 avril 2003.

2. Vitamine E.

et d'amines hétérocycliques, les plus puissants mutagènes que l'on connaisse[1]… »

L'air et les sols

L'air, l'eau et la terre sont toujours associés à la pureté, à l'abondance, à la générosité. Toute vie respire, prend naissance dans l'eau ou s'enracine dans la terre, s'alimente et se fortifie d'elles. On s'attendrait que des éléments à la fois si importants et si précieux fassent l'objet de tous les soins, de toutes les précautions. La réalité est un peu différente. Nous inhalons de nombreuses substances dont certaines, comme le benzène ou les hydrocarbures aromatiques polycycliques, sont classées cancérigènes par le Circ. Ce qu'on a pu appeler « la dieselisation » du parc automobile aggrave un risque déjà trop grand. D. Trichopoulos estimait en 1993 que les moteurs Diesel pouvaient entraîner 200 cancers du poumon dans un pays comme la France[2]. Un autobus dégage 1 g de goudron par kilomètre, soit autant que 100 cigarettes. L'habitant d'une grande ville inhale en soixante-dix ans 100 g de carbone net brûlé, contenant 10 mg de benzopyrène. Quelques dixièmes de milligrammes de cette substance suffisent à provoquer une tumeur cancéreuse chez la souris[3]. Lorsque cet animal respire une fois du diesel en laboratoire, ses alvéoles pul-

1. Entretien avec les auteurs.

2. Cité dans *Pollution atmosphérique due aux transports et santé publique,* Académie des sciences, octobre 1999.

3. P. Darmon, *op. cit.*

monaires en gardent la trace trois cents jours [1]. Le benzène a un effet cancérogène chez les rongeurs après application cutanée. Il conduit à des leucémies chez l'homme. Tous ces polluants ont une action synergique qu'il reste impossible d'évaluer. André Cicolella considère qu'« un fumeur moyen sera exposé à une dose équivalente de benzène s'il passe sa journée à conduire dans la circulation parisienne [2] ».

Si la pollution industrielle a reculé dans les villes, la pollution automobile a augmenté, car les petites améliorations des moteurs ne peuvent compenser la grande multiplication des véhicules. Cette pollution peut tuer. Le Réseau national de santé publique estimait à environ 300 pour Paris, 40 pour Lyon, les morts prématurées annuelles dues à la pollution atmosphérique. Selon l'OMS, autour de 17 000 décès sont attribués en France en 1998 à la pollution atmosphérique, à quoi doivent s'ajouter des dizaines de milliers de malades, soit deux fois plus que les accidents de la route. Le cancer n'est évidemment pas comptabilisable dans ces données. Une étude américaine menée dans 131 zones urbaines où l'on enregistrait des concentrations plus élevées en particules fait apparaître une mortalité par cancer du poumon qui dépasse de 26 % les zones

1. Entretien avec Claude Reiss, ancien directeur de recherche en biologie au CNRS.

2. L. Schwartz, A. Cicolella, « Le cancer, une maladie de l'environnement », *Sciences et décision en santé environnementale. Les enjeux de l'évaluation et de la gestion des risques*, Collection sciences société n° 6, novembre 1997.

moins polluées[1]. J.-F. Mattéi, dans son rapport sur *Les Liens entre la santé et l'environnement*[2], écrivait : « Le débat sur la place de l'automobile individuelle dans notre société ne pourra pas être esquivé. » Il l'a pourtant été jusqu'à présent.

Sous la pression de l'opinion, les autorités ont affirmé qu'elles prenaient l'affaire en main. La première mesure fut d'inventer la notion de « pic de pollution », qui ne constitue donc une anomalie que par rapport à une pollution d'ambiance ou de fond. Le « niveau 3 » est censé déclencher une « procédure d'alerte », laquelle consiste à « informer le public », en particulier qu'il serait souhaitable de réduire la vitesse de son véhicule à 60 km/h. Cette modeste limitation de vitesse est d'ailleurs jugée insupportable par de nombreuses professions motorisées que toute contrainte exaspère et que les élus n'aiment pas mécontenter. Pourtant, lorsque, le 1er octobre 1997, la circulation alternée fut un seul jour imposée, on s'aperçut que la pollution baissait effectivement, que la circulation devenait plus fluide et qu'un covoiturage s'établissait spontanément. Contre toute attente, 83 % de la population jugeait même l'expérience positive. Elle ne fut pas renouvelée.

La chute de la pollution atmosphérique est donc une question de choix. Ce choix, les pouvoirs publics l'ont fait en supprimant la vignette automo-

1. *Cf.* D. Zmirou (dir.), *Quels risques pour notre santé ?*, Syros, 2000, p. 46.

2. J.-F. Mattéi, *Les Liens entre la santé et l'environnement, notamment chez l'enfant*, Assemblée nationale, n° 2588, 1996, 2 vol.

bile, en renonçant à taxer le diesel pour ne pas irriter les camionneurs, et ils ont entrepris une politique de ferroutage et de transports en commun si ambitieuse que la circulation et le fret routiers ne cessent de s'accroître dans des proportions considérables. Dans ce cas précis, il est clair qu'entre la santé publique et la circulation automobile, entre nos poumons et les pots d'échappement, priorité sera donnée à « l'or noir ». L'individualisme fait le reste. Tant que chacun voudra rester seul dans sa voiture, et que sera entendue d'abord cette volonté, il sera plus facile de reporter les torts sur les uns ou sur les autres que de reconnaître sa part de responsabilité. L'Académie des sciences, sans nier les méfaits de la pollution atmosphérique, juge quant à elle fort à propos qu'il « ne faut pas être dogmatique. La vie en ville peut être aussi saine que la vie à la campagne, moins gourmande en espace et plus favorable à la vie culturelle[1] ». « Reconnaissant malgré tout dans un rapport que la pollution atmosphérique constitue un risque "significatif" qui ne peut être confondu avec le tabac ni distingué des autres polluants », et également que « l'existence d'un effet de la pollution atmosphérique sur la santé paraît plausible même pour des contaminations relativement faibles[2] », elle écrit cependant : « Aucune corrélation n'apparaît en France entre l'évolution de l'espérance de vie et la pollution

1. *Livret sur l'environnement*, Académie des sciences, 20 février 2002.

2. *Pollution atmosphérique due aux transports et santé publique*, Académie des sciences, rapport n° 12, octobre 1999.

atmosphérique », et préconise simplement de « fluidifier » le trafic, d'améliorer les moteurs et l'information. L'Académie de médecine, regrettant sans doute de n'avoir pas été assez entendue, a même cru bon d'ajouter le 18 décembre 2000, à la séance commune des deux Académies sur la santé dans la ville que les pollutions et les nuisances ne semblent pas interférer sur la fréquence des cancers et qu'on ferait mieux de s'inquiéter des endotoxines bactériennes dues aux chiens, aux chats, aux poissons, aux oiseaux et aux rongeurs [1].

Les hydrocarbures aromatiques polycycliques, dérivés du pétrole comme le goudron ou le brai de houille, proviennent de toutes sortes de combustions, industrielles aussi bien que domestiques. Les fonderies, la sidérurgie, la fabrication de l'aluminium par électrolyse sont de puissantes sources d'HAP, induisant de nombreux cancers professionnels, en particulier de la vessie et du poumon. Les moteurs Diesel, la fumée du tabac ou la cuisson des aliments produisent aussi des HAP.

Il serait dommage d'évoquer la pollution de l'air en oubliant que les substances chimiques nous poursuivent jusque dans nos maisons. Les poussières domestiques contiennent des phtalates (toxiques pour la reproduction), des composés organostanniques (toxiques pour l'immunité), des paraffines chlorées (cancérogènes) qui entrent dans la composition des PVC, caoutchouc, peintures et plastiques,

1. *La Lettre de l'Académie nationale de médecine*, n° 5, février 2001.

comme en témoigne l'analyse du contenu des sacs d'aspirateurs ménagers [1]...

Enfin, sous forme liquide, solide ou gazeuse, bien des cancérigènes se retrouvent aussi, et discrètement, enfouis sous terre. Ce traitement semble les faire disparaître ; mais on se doute que l'opération, loin de les éloigner, les rend plus proches et prépare une lente assimilation par le sol et les eaux. D'après le recensement du ministère de l'Environnement, plusieurs milliers de sites industriels par département restent pollués. Dans ces zones trop souvent reconverties en aires de loisirs ou en lotissements, les enfants jouent, respirent, retournent une terre empoisonnée. Si l'on fouille les sols qui abritent des gisements clandestins d'hydrocarbures ou de solvants, les taux de cancers inexpliqués prennent une étrange saveur.

À Épinac, en Bourgogne, l'entreprise de peintures et de vernis Bitulac éliminait ses déchets dans des fûts directement enfouis dans le sol et qui contenaient métaux lourds, hydrocarbures, composés volatils. Après la fermeture de l'usine, tout a été abandonné sur place. Il revint aux pouvoirs publics de dépenser 730 000 euros pour évacuer 700 tonnes de déchets, puis de renoncer, faute de moyens, à la décontamination des bâtiments et à l'étude des nappes phréatiques. Le canton accusait une surmortalité par cancer du pancréas. Cette situation provoqua l'intérêt des médecins locaux et fut le sujet de thèse de Jean-Louis Gros, qui terminait sa formation

1. M. Frat, citant un rapport de Greenpeace : « Pollutions : à la maison aussi... », *Le Figaro*, 28 octobre 2003.

de médecin généraliste. La DDASS, après avoir contesté la valeur scientifique de ces travaux, déclara qu'aucune anomalie n'était apparue depuis dix ans. Les nappes phréatiques n'ont jamais été analysées malgré les demandes d'anciens salariés regroupés en association, sous prétexte que les eaux souterraines sont interdites à la consommation dans les bassins miniers. Pourtant, les habitants puisent de l'eau dans les puits du village et arrosent leurs jardins. La terre qui gardait des âges passés des silex taillés ou des visages sculptés livrera-t-elle de notre époque des polluants cancérigènes ? Le Syndicat de la médecine générale a relancé le débat sur les causes environnementales des maladies et des cancers à propos d'Épinac, en présence de chercheurs et de journalistes. La nouvelle responsable de la DDASS a conclu : « Compte tenu de l'inquiétude de la population, il a été décidé de « lancer une enquête épidémiologique sur l'évolution des cancers dans le canton d'Épinac », si c'est « le seul moyen de ramener la sérénité [1] ». Car, ne nous y trompons pas, l'objectif principal est bien de « rassurer », et la tâche ambitieuse que se fixent trop souvent les préfets, les DDASS ou les DRIRE est avant tout d'éviter les débordements. Une fois de plus, il n'est ni ne sera facile d'attribuer les cancers en excès aux sols pollués. Il aurait fallu pour cela s'y intéresser, et puis sortir de l'obsession du tabagisme ou de l'alcoolisme, qui frappent *aussi* les cités ouvrières.

1. Gilbert Charles, « L'énigme des cancers d'Épinac », *L'Express*, 18 septembre 2003.

L'Inspection générale des Affaires sociales, dans son rapport 2003, illustre la situation des sols par la découverte dans le Pas-de-Calais d'un dépôt de déchets « sauvages » datant des années 60, proche des habitations, d'un volume estimé à 150 000 tonnes. Le sol recelait des teneurs en métaux lourds pouvant atteindre 1 400 fois la norme autorisée pour les boues de station d'épuration répandues sur les terres agricoles pour le plomb, 2 400 fois pour le cadmium. Mais nul besoin d'une décharge pour retrouver ces substances dans son jardin, la présence de cheminées d'une usine proche suffit. Certains jardins ouvriers, près des cités industrielles du Nord, connaissent des taux de contamination très élevés et leurs cultures en sont sérieusement imprégnées [1].

L'Académie des sciences elle-même recensait plus de 200 000 sites contaminés par des hydrocarbures, dont 24 000 sont d'anciennes stations-service [2].

Les rayonnements ionisants

L'histoire des cancers radio-induits a commencé cinq ans après la découverte des rayons X. Les radiologues l'ont appris à leurs dépens : ils ont été les premiers touchés, mais non les seuls. Catherine Hill, responsable du registre des leucémies à l'institut Gustave Roussy de Villejuif, précise que l'exposition

1. D. Zmirou (dir.). *Quels risques pour notre santé* ?, Syros, 2000, p. 149.

2. *Pollution localisée des sols et des sous-sols par les hydrocarbures et par les solvants chlorés*, Académie des sciences, mars 2000.

in utero entraîne une augmentation du risque de leucémies et de la plupart des cancers d'enfants. Les radiologues sont maintenant efficacement protégés, mais il n'en est pas de même pour les malades, qui ont tendance, comme parfois leurs médecins, à banaliser les examens radiologiques qui ne sont pourtant pas sans danger, en particulier pour les enfants, les femmes enceintes ou certaines personnes fragiles : nous ne sommes pas égaux, non plus, devant les rayonnements ionisants.

Une femme préménopausée à qui on prescrit une mammographie annuelle aurait, après dix ans, un risque de cancer du sein augmenté de 20 %, rapporte le professeur Samuel Epstein [1]. D'autres auteurs, sans en chiffrer les conséquences, reconnaissent que la répétition trop fréquente des mammographies peut « se retourner contre leur objectif premier [2] ». Mais comment évaluer ce risque ? Si les rayonnements à forte dose et à fort débit augmentent la probabilité de leucémies, d'ostéosarcomes ou de cancers du poumon, les « faibles doses » font l'objet d'un débat sans fin. Dans le même ouvrage, on peut lire selon les auteurs soit qu'aucun effet nocif n'est prouvé en dessous de 100 millisieverts (mSV), soit

1. National Academy of Sciences (1972) : *The effects on populations of exposure to low levels of ionizing radiation*. Report of the advisory Comitte on the biological effect of ionizing radiation (BEIR) National Research Council, Washington DC, (cité par S. Epstein, *L'Écologiste, op. cit*).

2. A. Spira, O. Boutou, *Rayonnements ionisants et santé : mesure des expositions à la radioactivité et surveillance des effets sur la santé,* rapport aux ministres de l'Environnement et de la Santé, La Documentation française, 1999, p. 129.

qu'il existe un excès de 3 à 57 cancers pour 10 000 personnes exposées à 100 mSV sur la vie entière[1]... Autrement dit, certains contestent qu'il existe un effet en dessous de 100 et d'autres affirment que la relation est « linéaire sans seuil », c'est-à-dire que le risque de cancer augmente toujours avec les doses reçues. Ces divergences animent de vives controverses scientifiques, largement sous-tendues par les conflits entre partisans et opposants à l'énergie nucléaire.

Pour compliquer un peu plus la question, il faut tenir compte du débit : 10 mSV en un quart d'heure ou en une année ne représentent pas la même agression pour les cellules, et comparer la dose d'irradiation *annuelle* dans la Creuse (7 mSV) à celle délivrée lors d'un scanner (entre 2 et 10 mSV) néglige le fait que la première est continue sur douze mois tandis que la seconde est délivrée en quelques minutes[2].

1. *Cf. Les Cancers professionnels,* t. II, *op. cit,* préface (C. Vrousos) ou p. 389 (F. Gehanno).

2. Dans la brochure officielle, *Santé, radioactivité et rayonnements ionisants* , 2003, adressée aux médecins et aux pharmaciens (réalisation technique et diffusion : Centre d'information des professions de santé d'EDF, sous l'égide du professeur Tubiana), l'échelle d'exposition aux rayonnements ionisants (p. 86) donne les doses suivantes en mSV *(extraits) :*

Risque cancérogène pour l'homme : 500 ;

Dose annuelle au radon dans certaines régions du monde : 100 ;

Limite d'exposition annuelle pour les travailleurs : 20 ; (autorisation exceptionnelle sous autorisation spéciale : 40) ;

Scanner (moyenne) : 4 ;

Exposition naturelle moyenne, par an, en France : 2,5 ;

Irradiation médicale *moyenne* par an : 1 ;

Dose annuelle moyenne liée à l'industrie nucléaire en France par personne et par an, dose calculée : 0,001.

La réglementation donne néanmoins des repères et fixe des limites d'exposition tolérées : 1 mSV par an pour la population générale, 20 par an (ou 40 exceptionnellement et sous autorisation « spéciale ») pour les travailleurs.

L'énergie nucléaire est une source d'irradiation, mais aussi une source de controverses. Avec 59 réacteurs nucléaires en activité sur une vingtaine de sites, la France est un des pays les plus nucléarisés au monde. Cette réalité a une histoire. « Le nucléaire militaire était l'enfant chéri de la stratégie d'indépendance du général de Gaulle, le nucléaire civil a bénéficié de la même aura, comme en témoignent par exemple les statuts du CEA et de EDF... » écrit Alfred Spira [1]. Ce choix énergétique, pris dans l'urgence du choc pétrolier des années 70, fut rapide et symbolise pour certains l'indépendance nationale, pour d'autres une course à l'abîme. Les rayonnements ionisants artificiels peuvent être liés à la radiologie médicale, aux déchets ou rejets de l'industrie nucléaire, aux résidus d'explosions atomiques à des fins militaires dans l'atmosphère, ou encore à l'exposition directe des travailleurs lors de la maintenance des centrales. Tous étant sujets à une polémique qui dépasse notre propos, nous ne retiendrons que deux aspects de cette épineuse question.

Ce tableau ne rend pas compte du débit, de la répartition des doses (certains sont plus exposés que d'autres), ni des populations fragiles (dont les enfants et les femmes enceintes).

1. A. Spira, O. Boutou, *op. cit.*, p. 120.

Jean-François Viel, professeur de santé publique à Besançon, ignorant encore les ennuis auxquels il allait s'exposer (et qu'on détaillera un peu plus loin), s'est lancé dans un travail aux alentours de La Hague, où l'on soupçonne que les leucémies sont plus nombreuses qu'ailleurs [1]. En s'adressant aux médecins de famille et aux riverains, il a conduit une étude comparant des enfants leucémiques à d'autres enfants « témoins ». Ses résultats montrent que la fréquentation des plages locales par la mère ou l'enfant et la consommation de coquillages par les enfants sont associées à un risque accru de leucémies.

Corinne Lepage, alors ministre de l'Environnement, a tenu à approfondir la question posée par Jean-François Viel et contestée par d'autres en demandant une autre enquête épidémiologique à La Hague. Elle s'est d'abord heurtée à de fortes résistances sous prétexte qu'« il n'y a jamais eu dans notre pays d'études épidémiologiques de ce type ». Alfred Spira, chargé en août 1997 du rapport aux ministres de l'Environnement et de la Santé sur ces questions, remarque que l'usine de traitements de déchets nucléaire de La Hague, la plus importante du monde, « prend en charge 65 % des déchets

1. J.-F. Viel a publié en 1993 la première enquête d'incidence jamais réalisée autour d'un site nucléaire français ; il y observe un excès de leucémies chez les moins de vingt-cinq ans dans le canton de Beaumont-Hague (4 cas pour 1,4 « attendu »), statistiquement « non significatif ». « Ma conclusion est que le doute n'est pas levé », écrit-il dans *La Santé publique atomisée,* La Découverte, 1998.

radioactifs retraités sur la planète (un certain nombre de pays, dont les États-Unis, ont fait le choix de ne pas traiter leurs déchets nucléaires pour le moment) ». Il existe très peu d'usines de ce type : en Grande-Bretagne, en Russie et au Japon. « C'est dans un contexte caractérisé par un très fort développement de l'industrie nucléaire, une faiblesse de la radioprotection et une absence quasi complète de surveillance épidémiologique qu'est survenu ce qu'on a appelé "l'affaire de La Hague"[1]... »

Les rejets des centrales nucléaires sont limités par des règlements internationaux à un niveau de danger jugé insignifiant, du moins par ceux qui le fixent. Le risque « acceptable » est généralement fixé à 1 cancer supplémentaire par an pour 100 000 personnes. Cette norme communément appliquée est rarement connue du public. Ce n'est pas non plus l'usage de soumettre ce genre de décisions au débat collectif. Les conséquences des expositions plus importantes sont, en théorie, mieux connues. Le risque « consenti » augmente donc, en particulier pour certaines populations dont l'activité est essentielle à la production d'électricité. La même société scandalisée par les sacrifices humains que les précolombiens consacraient à leurs divinités accepte quelques cancers au nom de la modernité ou du confort ; les sacrifiés n'y gagneront ni honneurs ni médailles et, le plus souvent, pas même la reconnaissance de maladie professionnelle. Cette question majeure, et pourtant mécon-

1. A. Spira, O. Boutou, *op. cit.*, p. 24.

nue, se pose avec acuité pour les 25 000 travailleurs qui interviennent sur la robinetterie et la tuyauterie des centrales nucléaires. Ces employés, qui supportent 80 % de la dose collective d'irradiation annuelle, sont particulièrement exposés au risque de leucémies, aux sarcomes osseux ou à d'autres cancers liés aux rayonnements ionisants. Usagers de l'électricité, c'est à ce prix que nous nous éclairons en France. EDF a commencé à déléguer les travaux les plus dangereux à des entreprises sous-traitantes à la fin des années 80, ce qui a permis de réduire considérablement les coûts et de dégager l'entreprise publique des règles protégeant ses propres salariés. Le recours à des travailleurs intérimaires pour des tâches permanentes est en principe interdit par le code du travail, qui réserve ces pratiques à des besoins exceptionnels. La maintenance des centrales nucléaires est pourtant confiée à un personnel temporaire dont les nombreux déplacements et les contrats précaires sont autant d'obstacles à la protection de leur santé. Ce fonctionnement a été précisément décrit par Annie Thébaud-Mony, directrice de recherche à l'Inserm [1]. Elle explique comment cette nouvelle organisation du travail permet au donneur d'ordre, ici EDF, d'organiser en pratique une « gestion de l'emploi par dose ». Ne pas reprendre en mission un travailleur qui aurait déjà atteint l'irradiation admise est rendu possible par le

1. A. Thébaud-Mony, *L'Industrie nucléaire, sous-traitance et servitude*, Inserm-EDK, Question de santé publique, 2000. Ce paragraphe s'appuie sur ce travail.

biais d'un fichier commun aux différents exploitants (EDF, COGEMA, CEA), qui centralise la somme des rayonnements ionisants reçus par chaque travailleur. Elles permettent de considérer un intérimaire « en fin de mission » pour des motifs liés aux risques qu'il a subis. Tout ceci est-il bien conforme à la loi [1] ? Ce mode de sélection ne laisse en tout cas pas de trace : « Le système informatique [...] met l'entreprise EDF à l'abri de toute mise en cause devant la justice, civile ou pénale : la discrimination est impossible à prouver et, en cas de maladie professionnelle différée (leucémie, cancer), les décrets de décembre 1998 ne précisent pas si l'archivage des doses sera maintenu... » La main-d'œuvre précaire des centrales est facilement perdue de vue, ce qui rend impossible toute enquête épidémiologique exhaustive. Au Japon, on a retrouvé des décès par cancer 6 fois plus élevés parmi les travailleurs extérieurs de l'industrie nucléaire [2]. Ce genre d'étude est impossible en France, où « il n'existe aucune source statistique nationale sur les accidents du travail ou les maladies professionnelles des travailleurs extérieurs intervenant en sous-

1. Elles apparaissent en contradiction avec l'article 2 de la loi Informatique et libertés du 6 janvier 1978, avec la loi du 12 juillet 1990 qui interdit toute discrimination au travail liée à l'état de santé d'un candidat à un emploi salarié, sauf en cas d'inaptitude médicale constatée par le médecin du travail, et avec l'article L123-11 du code du travail qui précise que « les mesures concernant l'hygiène et la santé au travail ne doivent entraîner aucune charge pour les travailleurs ». *Cf.* A. Thébaud-Mony, *op. cit.*, p. 191.

2. Tanaka, 1997 ; étude citée par A. Thébaud-Mony, *op. cit.*

traitance », écrit Annie Thébaud-Mony. Ce qu'elle nomme « l'invisibilité socialement construite » du risque professionnel en France n'est pas seulement l'absence de données, mais l'impossibilité d'organiser leur recueil là où les problèmes les plus sérieux se posent. En effet, les enquêtes par corps de métiers deviennent inopérantes à mesure que les parcours professionnels se transforment : après avoir dépassé ce qu'ils considèrent parfois comme leur « crédit d'irradiation », les intérimaires changent d'activité et de risque industriel.

La « culture de sûreté » mise en avant auprès du public, la modernisation des centrales ou les systèmes d'alarme sophistiqués qui se déclenchent « à la moindre anomalie » ne suppriment ni la nécessité ni la dangerosité des travaux de maintenance, confiés régulièrement aux « intermittents du nucléaire ». Lorsqu'on sait que les agents EDF sont soumis à des doses de 8 à 15 fois moins élevées que les travailleurs temporaires, les déclarations annonçant toujours « l'absence d'augmentation de risque démontré chez les travailleurs du nucléaire[1] » ne peut rassurer que ceux qui ignorent la réalité ou feignent de n'en rien savoir.

Les champs électromagnétiques

Il suffit bien souvent de lever la tête ou de regarder devant soi à la campagne pour s'apercevoir que la

1. C. Vrousos, professeur de cancérologie-radiothérapie au CHU de Grenoble, *Les Cancers professionnels*, t. I, *op. cit.*, avant-propos.

France est quadrillée de lignes à haute ou à très haute tension. Ces lignes peuvent atteindre 400 000 volts en France. Les champs électromagnétiques sont régulièrement mis en cause dans l'excès de certains cancers : tumeurs du cerveau, leucémies, myélomes [1]. La Faculté reconnaît que ce risque est « faible mais significatif ». L'Inserm, dans un rapport demandé par EDF, écrivait : « Dans l'état actuel des connaissances, on peut admettre la plausibilité d'un effet des champs électromagnétiques sur l'apparition des leucémies [2]. » Le Circ a classé les champs de très basse fréquence comme « peut-être cancérogènes pour l'homme », ce qui correspond au classement 2B, où figurent aussi le virus du sida ou le plomb. Aux États-Unis, où les lignes peuvent atteindre 800 000 volts, l'*Environmental Protection Agency* (EPA) conclut en 1990 dans un rapport sur *L'Évaluation du pouvoir cancérigène des champs électromagnétiques* (rapport accompagné des mentions « ne pas citer » et « ne pas utiliser comme référence ») : « Les multiples études de leucémies, de lymphomes et de tumeurs au cerveau chez les enfants exposés aux champs magnétiques de 60 Hz montrent des schémas concordants de réponses : les ondes électromagnétiques [3]. » La question du danger des lignes a été posée le 26 mars 1999 à l'Assemblée nationale par Michèle Rivasi, alors députée socialiste de la Drôme.

1. *Les Cancers professionnels, op. cit.*

2. *Effets des champs électriques et magnétiques de très basse fréquence sur la santé*, éd. Inserm, 1993.

3. Cité par É. Brunet, *60 millions de cobayes : consommateurs, vous êtes en danger,* Albin Michel, 1999.

Leur toxicité ayant été admise, un amendement proposant de transformer les lignes en installation classée est adopté le 14 avril par les députés. Le 3 mai, le Sénat rejette cet amendement. Rien d'autre n'ayant été proposé, les choses en sont restées là.

Le téléphone portatif, dit « portable », possède lui aussi sa zone d'ombre. Si, comme tout l'indique, il se développe bientôt une accoutumance au téléphone mobile comme il y en a une au tabac, il ne sera peut-être pas inutile d'afficher sur les téléphones « Téléphoner pourrait être dangereux pour la santé ». Les opérateurs déploient de grands efforts pour convaincre les acheteurs que téléphoner n'est justement pas dangereux pour la santé. Le contraire serait d'ailleurs surprenant. Un grand opérateur distribue à ses agents une note pour leur expliquer comment répondre aux questions que les usagers pourraient leur poser sur le sujet. La conclusion résume l'ensemble : « Donner des informations de nature à rassurer la clientèle, à dédramatiser le débat. » Mais, sur cette question, les avis divergent beaucoup. Interrogé sur les effets indésirables de cet appareil, le docteur Y. Coquin, sous-directeur de la veille sanitaire au ministère de la Santé, a simplement répondu : « Nous ne pourrons répondre à cette question de façon à peu près assurée que dans de nombreuses années, compte tenu du caractère très récent de l'usage de ce type de matériel », réponse qui admet l'étendue de notre ignorance sur la question. Intéressons-nous donc à ce qui n'est fait ni pour rassurer la clientèle, ni pour dédramatiser le débat. Les téléphones portables dispensent des champs électromagnétiques de 900 MHz, soit le même ordre de fréquence que les fours à micro-ondes[1]. « L'énergie émise est considérablement plus forte que celle des champs de basse fréquence, et, pour une part importante, absorbée par la tête de l'utilisateur », écrivait Denis Zmirou en 2000[2]. Mais l'utilisateur de portable n'est pas séparé de son appareil par une porte, comme l'utilisateur du four, et les ondes sont en partie absorbées par sa tête. Plus l'appareil est petit, plus le champ est élevé. Éric Brunet, dans *60 millions de cobayes*, pose cette simple et intéressante question : « S'il faut cinq minutes pour cuire une viande au micro-ondes, combien de temps de communication téléphonique faut-il pour léser les cellules et les tissus du cerveau, ou pour affecter les centres nerveux de la vie ou de l'intelligence[3] ? » Des études ont été menées, et, encore une fois, plutôt à l'étranger qu'en France. Le *Royal Adelaide Hospital*, en Australie, a constaté que « le risque de développement d'un lymphome est apparu significativement supérieur chez les souris exposées que chez les animaux de contrôle[4]. » John Holt, chirur-

1. Les champs électromagnétiques se caractérisent aussi par leur puissance. Il faut environ 1 000 watts pour la cuisson au micro-ondes, moitié moins pour décongeler. Le DAS (débit d'absorption spécifique) des téléphones mobiles en France est entre 0,5 et 1,2 W/Kg. Il traduit le maximum de puissance qui peut être absorbé par les tissus. Sa valeur limite autorisée est de 2W/Kg.

2. D. Zmirou (dir.), *op. cit.*, p. 177.

3. É. Brunet, *op. cit.*

4. Équipe de Michael Ripacholi ; Royal Academic Hospital, Adelaïde. (Rapport Zmirou, 2001.)

gien radiothérapeute à Darwin (Australie), a publié en 1998 un article établissant un lien entre l'augmentation du nombre des tumeurs et le développement du mobile, ce qui a conduit les autorités australiennes à limiter les relais téléphoniques en 1999[1]. Nous n'en sommes évidemment pas là chez nous, mais tous les chercheurs français ne sont pas unanimes. Roger Santini, chercheur à l'Institut National des Sciences appliquées de Lyon, observe également des modifications de la chimie du cerveau ou l'altération du système immunitaire, en particulier chez les enfants et les adolescents. L'AFSSE a préféré négliger le rapport de Santini, qui montrait que les téléphones mobiles ont un effet sur la barrière hémato-encéphalique en facilitant l'entrée des substances toxiques. Sous prétexte que cet effet est simplement biologique et n'entraîne pas d'effets pathologiques, elle a conclu que rien n'indiquait à ce jour que l'utilisation du téléphone mobile puisse être liée à l'apparition ou au développement d'un cancer. Néanmoins, d'après les recommandations officielles, il est préférable de ne pas téléphoner trop longtemps ou depuis des zones de mauvaise réception, et d'éloigner l'appareil des zones dites sensibles (parties génitales, ventre des femmes enceintes, tête) ».[2]

Les antennes de téléphonie mobile suscitent non moins d'inquiétudes chez les riverains, notamment

1. É. Brunet, *op. cit.*, p. 24

2. « Ondes électro-magnétiques et santé » *Impact Médecine*, 6 décembre 2002 (« en collaboration avec Orange »)

du fait des cancers relevés dans leur voisinage. Malgré le premier rapport Zmirou, qui préconisait un périmètre de précaution de 100 mètres, et les études qui montrent des variations dans la synthèse des protéines, l'Agence française de sécurité sanitaire environnementale estime que « rien ne permet de conclure à un effet pathologique » et les maux observés sont selon elle « de nature psychologique ». Dans le rapport suivant, la recommandation des 100 mètres a disparu. Certaines municipalités, comme celle de Saint-Cyr – l'École, ont préféré démonter les antennes-relais « au nom du principe de précaution et pour la sécurité des habitants » après que trois élèves sont morts d'une tumeur du tronc cérébral, cancer rarissime (environ trente cas par an en France).

Facteurs professionnels

Tous les cancérigènes abordés jusqu'ici font l'objet d'une exposition au travail. Les facteurs professionnels, qui occupent plusieurs volumes de littérature spécialisée, obligent nécessairement à l'ellipse. Chaque année, dans le monde, 160 millions de salariés sont malades de leur travail, selon l'Organisation internationale du travail, qui reconnaît que ces chiffres sont en dessous de la réalité. Nombre de ces travailleurs en meurent dans les pays industriels. Selon les très euphémiques estimations de Doll et Peto, entre 2 et 8 % des cancers seraient d'origine professionnelle, ce qui donnerait, en France, entre 5 500 et 22 260 cas annuels. Mais comment se fonder sur des estimations américaines, publiées il y a plus de vingt ans, et reposant sur des événements vieux de trente à quarante ans ? La santé publique française fait régulièrement la preuve de son retard et rien ne nous autorise à reprendre à notre compte la situation anglo-saxonne. C'est pourtant ce à quoi on se résoudra, faute de mieux : « Actuellement, il n'existe pas dans notre pays, malgré quelques expériences intéressantes, d'organisation structurée pour la surveillance des risques professionnels à l'échelle de la population française, ni à celle de secteurs d'activité économique », écrit Marcel Goldberg, conseiller scientifique du département santé-travail à l'InVS. S'il fallait, ici encore, n'en retenir qu'un, l'amiante pourrait servir d'exemple.

Ces fibres sont majoritairement extraites de roches serpentines et, plus rarement d'autres roches, les amphiboles. Les fibres en suspension dans l'air, inhalées par ceux qui les manipulent, peuvent, des années plus tard, provoquer une fibrose pulmonaire, un cancer broncho-pulmonaire ou un mésothéliome. Pendant les années de croissance économique, l'« or blanc » a servi à protéger les immeubles des incendies, à garnir les freins des voitures, à couvrir à moindres frais les maisons. On a « floqué » les plafonds (25 millions de m^2), garni les freins du métro, et même fait entrer l'amiante dans les foyers avec des produits de bricolage, des sèche-cheveux et des grille-pain. En France, 138 000 salariés étaient exposés à l'amiante dans les années 1990-1993, d'après l'enquête européenne Carex qui a recensé le nombre de travailleurs exposés par agent cancérogène. Les effets de l'amiante étaient suspectés depuis le début du siècle, et l'association avec le cancer a été démontrée pour la première fois en 1960 sur 33 cas observés chez des mineurs d'Afrique du Sud. Les épouses nettoyant les vêtements de travail de leur conjoint souffraient elles aussi de mésothéliomes. Le Circ déclarera l'amiante comme cancérigène lors d'une conférence en 1976. Vingt ans plus tard, le 1er janvier 1997, son usage est interdit en France. Nous reviendrons sur ce retard.

L'amiante a fait 2 000 morts en 1996 dans notre pays et on estime qu'elle en fera 5 000 par an en 2020. Le risque de mésothéliome continue à augmenter fortement parmi les générations les plus jeunes, alors qu'il a déjà diminué aux États-Unis, en Grande-Bretagne, au Danemark. Marcel Goldberg précise : « Nous avons, dans la prévention du risque “amiante”, au moins vingt à trente ans de retard sur ces pays. Or, l'amiante est un excellent traceur : si ce risque, parfaitement identifié, n'a pas été géré convenablement, il est extrêmement peu vraisemblable que la situation soit meilleure sur les autres cancers professionnels [1]… »

L'amiante est le plus tristement célèbre, mais non le seul produit auquel certains métiers sont exposés. Selon l'enquête Carex, 5 millions d'employés en France sont potentiellement exposés aux 139 subs-

1. M. Goldberg, E. Imbernon, « Surveillance épidémiologique des cancers d'origine professionnelle », dans *Les Cancers professionnels, op. cit.*, t. I.

tances cancérogènes répertoriées par le Circ. Le rayonnement solaire et le tabagisme passif y figurent au même titre que l'amiante ou le benzène, manière de rappeler qu'il faut aussi arrêter de fumer et porter un chapeau contre le soleil. Selon le tableau Carex, 23 % de la population active est en contact avec des cancérogènes [1].

Sans aller jusqu'à écrire, comme Molière dans *Le Malade imaginaire*, que « presque tous les hommes meurent de leurs remèdes et non pas de leurs maladies », de nombreux autres cancérigènes pourraient être cités dans le domaine médical. Ainsi, certains médicaments, y compris et surtout des médicaments anticancer, sont eux-mêmes cancérigènes. Le Tamoxifène, prescrit pour lutter contre le cancer du sein, est cancérigène pour l'utérus.

Les œstrogènes ont un rôle bien connu dans le cancer du sein. Ils sont régulièrement prescrits pour le traitement de la ménopause ou avec la pilule. Dans le premier cas, les traitements hormonaux « substitutifs » ont été proposés il y a quelques années pour limiter les inconvénients de la ménopause, comme les bouffées de chaleur ou l'ostéoporose. Mais, après la publication de deux grandes études en 2002 et 2003, les traitements hormonaux substitutifs ont été accusés d'augmenter le risque de cancer du sein. L'Agence française de sécurité sanitaire des produits de santé (AFSSAPS) a donc recommandé, le 3 décembre 2003, de réserver le

1. Voir tableau Carex en annexe.

traitement à certaines situations (« bouffées de chaleur perturbant notablement la qualité de vie ») et de le réduire à une durée « la plus courte possible [1] ».

Les pilules contraceptives les plus utilisées contiennent aussi des œstrogènes. Il est couramment admis qu'elles ne modifient pas le risque de cancer du sein. Pourtant, une synthèse de 54 études dans 23 pays conclut que le risque de cancer est augmenté d'environ 20 % chez les femmes ayant pris la pilule. Ce risque diminue progressivement après l'arrêt de la pilule et n'est plus perceptible dix ans après [2]. L'augmentation du risque, lorsqu'il est retrouvé, est d'autant plus importante que la pilule a été prise pendant de nombreuses années et avant la naissance du premier enfant, alors que les glandes mammaires sont encore immatures et probablement plus sen-

1. La première étude américaine, publiée en juillet 2002, concernait des produits peu utilisés en France (Prémarin et acétate de médroxyprogestérone). L'étude anglaise MWS (*Million Women Study*), publiée dans le *Lancet* du 9 août 2003, confirmera ces résultats, cette fois sur des produits couramment prescrits en France. Il est actuellement estimé que, pour 1 000 femmes entre cinquante et soixante-cinq ans traitées par THS (traitement hormonal substitutif comprenant un œstrogène et un progestatif), le nombre de cancers du sein supplémentaires est de 5 pour cinq années de traitement et de 19 pour dix années de traitement, quels que soient le traitement et la voie d'administration. De plus, ces cancers semblent être dépistés plus tardivement chez les femmes traitées, « ce qui pourrait être expliqué par une augmentation de la densité des seins sous traitement ». Afssaps, mise au point sur le traitement substitutif de la ménopause (THS), 3 décembre 2003. http://agmed.santé.gouv.fr/htm/10/ths/ths.HTM

2. A. J. Sasco, R. Kaaks, R.U. Little : « Breast cancer : occurrence, risk factors and hormone metabolism », *Expert Rev. Anticancer Ther 3 (4)*, 2003. www.future-drugs.com

sibles aux œstrogènes[1]. Bien entendu, le bénéfice d'une contraception est incontestable et ses risques potentiels doivent être mis en balance avec ceux, bien réels, d'une grossesse non prévue, d'une IVG ou d'une naissance, qui ont dans tous les cas des répercussions importantes sur la santé des femmes. Pour autant faut-il faire silence sur le lien entre pilule et cancer du sein ?

Il faudra borner un catalogue déjà trop long pour ne pas ennuyer, et parce que le propos n'est pas d'être exhaustif, mais de sortir le cancer des ornières d'un discours mortifère. Que nous montre cette liste ? Que la totalité des substances incriminées se trouve dans l'air que nous respirons, dans nos assiettes, nos jardins ou nos maisons, et que leur usage et leur prolifération ont accompagné le chant des sirènes promettant toujours plus de confort, de croissance et de bonheur. La flambée des cancers professionnels, la banalisation des substances toxiques et la dissémination des dioxines jusque dans le lait maternel témoignent pourtant de choix collectifs dédiés à tout prix à la productivité, quel que soit le prix à payer en maladies professionnelles, en polluants

1. Une synthèse du Circ avait repris les différentes études à ce sujet en 1999 : IARC Monograph vol. 72, *Hormonal Contraception and Post-Menopausal Hormonal Therapy*. Une grande enquête prospective norvégienne sur 100 000 femmes suivies entre 1991 et 1999 retrouve également davantage de cancers du sein parmi les femmes ayant pris la pilule avant la naissance de leur premier enfant (RR 1,4, CI 1, 0-1.8) : Kumle *et al.*, *Use of oral contraceptives and breast cancer : The Norwegian-Swedish Women's Lifestyle and Health Cohort Study, Cancer Epidemiol Biomarkers Prev. 2002.*

ou en déchets. L'usage commun a si bien intégré les pratiques industrielles, agricoles ou domestiques que ce qu'on appelle encore des conduites « individuelles » ne sont plus qu'une multitude de routines collectives illustrant ce qu'Ivan Illich appelait le « monopole radical », où la seule alternative est l'exclusion ou la règle commune.

Est-il donc si surprenant que, dans un monde qui produit tant de cancérigènes, la santé des êtres vivants se dégrade et les cancers augmentent ? Face au pire, la tentation sera toujours de regarder ailleurs, de recourir à un sentiment d'irréalité, le refoulement servant de pauvre abri contre la révolte ou le découragement. Une sorte de cécité collective nous fait perdre tout lien entre ce que l'on produit ou consomme, ce que l'on fait et ce qui nous arrive, comme si toutes ces logiques ne se rejoignaient jamais. Ce clivage entraîne une perte de sens et génère des angoisses, comme la nuit fait naître des monstres, car une peur chassée par la porte revient toujours par la fenêtre. Et l'ennemi tient bon. À l'heure toujours renouvelée de la charge héroïque, le combat mené tambour battant réussit à occuper les spécialistes, à intéresser la presse, à justifier tous les efforts et, surtout, arrive à point pour distraire le public.

En un combat douteux…

« Malgré l'énormité des moyens engagés depuis trente-cinq ans par les pays occidentaux, la lutte contre le cancer est un échec », admettait le docteur

Laurent Schwartz [1], triste constat à la portée de tout cancérologue lucide. Mais cette prise de conscience n'a pas affecté l'ordre établi et l'on continue de promettre des combats vigoureux, des mesures nouvelles, des crédits augmentés, et toutes sortes de plans, d'offensives, de stratégies, d'opérations diverses nommées en termes militaires. Cinq fois depuis dix ans, on a annoncé ici ou là une nouvelle façon de lutter, nécessairement plus efficace que les précédentes. Faute d'aboutir à des progrès dans la lutte, on élabore, comme une énorme périphrase, un discours de progrès : la recherche progresse, les techniques progressent, les soins progressent, les médicaments progressent, tout progresse, mais, malheureusement, le nombre des malades et des morts progresse lui aussi. Le dernier plan de lutte a été présenté en mars 2003 par le président Jacques Chirac. En examinant ces plans, on peut à bon droit se demander ce qu'on appelle « lutter contre le cancer », et si la lutte est vraiment engagée.

En 1906, constatant que le cancer avait augmenté de 30 % depuis 1883, plusieurs nations réunies à Heidelberg déclarent la guerre « mondiale » au nouveau fléau. C'est la première tentative de lutte concertée et globale. Son inefficacité s'explique largement par le médiocre état des connaissances. On s'interroge sur les causes : irritation ? Décomposition de l'albumine ? Microbes ? Substances irritantes ? On déplore l'impossibilité du vaccin. On met au point une terminologie, on conclut qu'« en

1. *La Recherche*, février 1996.

enlevant la totalité des cellules cancéreuses on guérit le malade », et on se sépare en promettant de se retrouver bientôt. La guerre, « mondiale » ou pas, continue cahin-caha jusqu'à nos jours par des mesures dont aucune n'a jamais ralenti la progression de l'ennemi. C'est récemment que s'impose la nécessité d'un front uni pour remplacer les escarmouches dispersées.

Quels que soient les choix politiques des gouvernements et le niveau des connaissances, toute volonté de guérir le cancer se fixe nécessairement cinq axes : la prévention, qui consiste à empêcher les bien portants de devenir malades ; le dépistage, qui permet d'identifier et de soigner au plus vite ceux qui tombent malades ; les soins, qui tentent de guérir ; l'accompagnement, qui doit aider les malades à mieux supporter leur épreuve ; la recherche, qui essaie de comprendre le mal pour mieux le soigner. Aucun des dispositifs connus ne déroge à cette règle. Et s'il y a une chose qui n'est remise en cause par personne, c'est qu'il importe d'abord de soigner avec le maximum de chances de succès toute personne tombant malade. C'est sans doute ce que chacun, en s'employant comme il peut, avec courage ou maladresse, avec succès ou non, appelle lutter. Mais cette lutte a jusqu'à présent fait l'objet de mesures ponctuelles, désordonnées, contradictoires et mal évaluées. La France ne dispose envers une de ses premières causes de mortalité que de données multiples, incomplètes, non recoupées, qui compliquent les études aussi bien que les soins. Un rapport du Sénat notait en 2001 : « Compte tenu des lacunes constatées, la mission s'interroge sur le point de savoir si l'incidence réelle du cancer n'est pas actuellement sous-évaluée dans notre pays [1]. »

Le Sénat ou la Cour des comptes déploraient en 1997 le cloisonnement des finances et des énergies qui empêchait une véritable politique de lutte, qu'il s'agisse de prévention, de dépistage, de diagnostic ou de traitement, et le système était globalement jugé non « performant », c'est-à-dire inefficace. Un tiers des frottis vaginaux réalisés en 1997 était inexploitable à cause de leur mauvaise qualité ou de l'obsolescence de la méthode. La décentralisation, en confiant le dépistage aux départements, aboutissait à des pratiques anarchiques et géographiquement inégales. Par exemple, le parc des 2 500 appareils de mammographie multipliait les actes sur la population qui en avait le moins besoin, hors de toute approche globale. Des femmes jeunes étaient dépistées trop fréquemment dans des départements bien équipés, alors que de plus âgées ne l'étaient pas assez à cause de leur lieu de résidence ou de leur situation sociale. En tenant compte des dépenses incontrôlées et des gaspillages, il devenait même difficile d'évaluer avec précision les sommes consacrées effectivement à la lutte. Or, si l'augmentation des moyens semble toujours la clé du succès, il y aurait de la naïveté à croire qu'elle suffit à résoudre le problème, car la santé publique ne se mesure pas en densité de médecins ou en nombre de lits d'hôpitaux.

1. C. Huriet, L. Neuwirth, *La Volonté de vaincre le cancer*, rapport du Sénat n° 419, 2000-2001.

Les politiques de lutte s'intéressent principalement aux soins et à la recherche. Rien ou presque n'est fait pour prévenir plutôt que pour guérir, comme dit le proverbe, probablement parce que la véritable prévention relèverait des ministères de l'Industrie ou de l'Agriculture, qui ont d'autres priorités. Quoique les causes environnementales du cancer n'aient jamais été complètement et absolument niées, sinon par les fanatiques du progrès industriel, elles ont toujours été et restent considérablement sous-estimées. Une des raisons pratiques de cette négligence est que, comme le dit ce rapport Huriet, « il apparaît difficile d'agir sur la pollution » et donc plus facile d'intervenir sur le tabac ou l'alcool. La prévention, telle qu'elle est officiellement comprise, et par des hommes qui n'imaginent même pas que le monde pourrait être organisé autrement qu'il ne l'est aujourd'hui, consiste à promouvoir des campagnes, à sensibiliser, à informer.

La lutte contre le cancer n'avait donc pas jusqu'alors fait l'objet d'un plan, mais plutôt de dispositions successives venues d'un peu partout sans cohérence ni suivi. Au début de l'année 2000, le président de la République, le ministre de la Santé et la Ligue nationale contre le cancer annonçaient encore, chacun de son côté, diverses mesures. Tenter d'avoir du problème une vision d'ensemble cohérente est en effet une démarche positive et nouvelle, qui permettra peut-être d'éviter la dispersion maintes fois dénoncée. C'est l'ambition visée par le plan de lutte 2003. Il n'y a guère que l'Académie de médecine qui, jugeant encore exorbitantes les quelques lignes consacrées à l'environnement dans le *Rapport de la Commission d'orientation sur le cancer* (lesquelles consistaient à préconiser une réduction de la pollution atmosphérique et du taux d'arsenic dans l'eau potable), profite de l'occasion pour écrire dans son *Analyse du rapport de la Commission d'orientation sur le cancer* : « Ce chapitre [sur la pollution] est fondé sur des hypothèses. [...] On n'a pas encore pu mettre en évidence un effet de la pollution sur l'incidence des cancers du poumon. » Le professeur Belpomme, cancérologue à l'hôpital européen Georges Pompidou, à Paris, estime quant à lui à 70 % les facteurs environnementaux dans l'incidence du mal [1], et on peut tenir pour certain, de l'avis même du Sénat, qu'aucun progrès thérapeutique ne serait jamais comparable à celui qui suivrait à court terme l'arrêt total et immédiat du tabac, certes, mais aussi et surtout des dizaines de milliers de polluants continuellement déversés autour de nous par citernes entières. Il s'agit moins d'une question de politique que d'une question politique au sens premier, c'est-à-dire touchant à l'organisation générale de la société, qui n'est pas le domaine des hommes de l'art.

Car les cancérologues font leur métier : soigner et tenter de guérir les cancéreux. Ce n'est pas à eux qu'on confie la politique énergétique de la France ou les choix agricoles. Si on les consulte, c'est sur la meilleure façon de vaincre une maladie

1. D. Belpomme, *Les Grands Défis de la politique de santé en France et en Europe. Écologie et santé*, Librairie de Médicis, 2003.

qu'ils connaissent mieux que d'autres. Comment pourraient-ils répondre, sinon comme on leur a appris à le faire, en demandant qu'on améliore les soins, qu'on fasse progresser la recherche, qu'on attribue les fonds qui leur ont manqué, qu'on augmente le nombre des soignants, et tout ce qui fait habituellement un plan de lutte ? Or, le cancer est une chose trop grave pour être laissée aux seuls cancérologues, comme la santé aux médecins. Après la Révolution française, on jugeait qu'une société qui a encore besoin d'hôpitaux a manqué sa révolution. Nous n'en sommes plus là, qu'on se réjouisse ou qu'on le déplore, mais il est certainement regrettable que la direction générale de la Santé n'ait pas jugé utile d'associer les médecins du travail, les toxicologues, les syndicats ou de simples citoyens à la réflexion, contribuant ainsi à libérer le débat sur le cancer du cadre strict de la santé. La question ne semble pas inscrite à l'ordre du jour.

Le plan de lutte voulu par Jacques Chirac a été précédé d'une concertation avec des professeurs de médecine et l'audition d'une cinquantaine d'organisations comme l'institut Gustave Roussy, la Fédération nationale des centres de lutte contre le cancer, l'ARC[1], le SNIP[2], le conseil de l'Ordre des médecins. Le rapport ne manque pas de déplorer « la perte de productivité » engendrée par les personnes atteintes du cancer, sans doute afin de mieux convaincre

1. Association pour la recherche sur le cancer.
2. Syndicat national de l'industrie pharmaceutique, rebaptisé aujourd'hui LEEM.

« d'organiser le soutien de l'industrie et des gouvernements pour améliorer la prévention en matière de cancer ». Mais on passe aussitôt aux choses sérieuses : « Tout mettre en œuvre pour améliorer les financements gouvernementaux et industriels de la recherche. » La proposition reprise en 1975 par Simone Veil d'équilibrer, voire d'inverser les budgets entre traitements et prévention n'a jamais été suivie. Elle a au contraire déclenché une véritable contre-offensive de cancérologues qui exigeaient une augmentation des crédits pour le traitement. Aucun ministre ne s'y est plus frotté.

Si le « plan de mobilisation nationale contre le cancer »[1] présenté en mars 2003 par le président Jacques Chirac mérite qu'on s'y attarde un peu, c'est donc surtout parce que, étant le dernier en date, il se voudrait le plus ambitieux et le mieux adapté à la situation actuelle.

Le plan de lutte 2003

Ce plan ne se distingue fondamentalement de ses prédécesseurs ni par le fond ni par la forme. Il retrouve spontanément le vocabulaire militaire de rigueur qui, sur une place publique, préluderait généralement à *La Marseillaise* : « mobilisation nationale », « vaincre », « combattre », « stratégie », « campagne », « guerre ». Seul le mot « victoire » n'y figure pas. Celui de « défaite » non plus, d'ailleurs.

1. Consultable sur www.santé.gouv.fr.

Il n'est d'abord question que de « gagner ». Mais gagner quoi ? Il s'agit encore une fois de rassembler les énergies, d'encourager à l'espoir, d'arracher par la force à l'adversité un triomphe dû à la pugnacité d'une nation tout entière dressée contre l'ennemi, volontarisme tout occidental pour qui la victoire est toujours le résultat de la persévérance dans l'effort et non de la patience ou de la réflexion, voire de la reconnaissance d'erreurs ou de la recherche d'autres voies. Jamais on n'envisage de s'interroger sur les insuffisances des mesures précédentes, mais seulement de reprendre, de renforcer, d'approfondir et de multiplier les erreurs passées, nulle part évoquées, en y consacrant davantage d'argent, de temps, d'hommes et de produits, dans une sorte de fuite en avant toute quantitative. Le mot d'ordre est « toujours plus » : plus de soins, plus de recherche, plus de moyens, plus de personnel et d'équipements, et la partie sera bientôt gagnée. Personne ne pose la question essentielle : pourquoi ces mesures ont-elles échoué ? L'objectif est de diminuer la mortalité (et non la maladie) de 20 % en cinq ans, c'est-à-dire jusqu'à la prochaine échéance électorale. Le discours institutionnel imprègne évidemment chaque ligne de ce très officiel plan de lutte, avec une insistance renforcée sur la nécessité de « modifier nos comportements », de corriger les « conduites à risque ». La nouveauté consiste à organiser en réseau ce qu'on peut appeler l'accueil du cancer et donc de pallier l'absence de coordination. Mais l'idée la plus audacieuse figure, en deux lignes, à la page 6 : « Une mutation culturelle s'impose dans un pays qui a privilégié le soin et marqué trop d'indifférence à la prévention des risques. » Voilà au moins qui augure bien des prochaines mesures, car il en faudra sans doute encore quelques-unes pour qu'on admette également la nécessité d'une « mutation » économique, agricole ou industrielle. Après ce fugitif éclair de lucidité, le plan retombe aussitôt dans la nuit de la pensée unique. Certes, on reconnaît qu'il existe des cancers professionnels ou environnementaux, mais en deux ou trois lignes, et pour mention, alors que plusieurs pages sont consacrées au tabagisme, désormais désigné comme l'ennemi principal. Le mot « dioxine » apparaît une seule fois, comme « électromagnétisme » ou « plomb ». « Pesticide », « nucléaire », « nitrates » sont inconnus au lexique. S'il est question « d'améliorer le marquage des produits », c'est seulement en ce qui concerne les graisses saturées et insaturées et nullement les additifs cabalistiques imprimés en signes microscopiques sur les emballages d'aliments. Encore ne s'agit-il que d'étudier, de contrôler, de surveiller, d'identifier, en confiant les analyses à l'Afsse, jamais de réduire ni de supprimer, comme le dit une fois pour toutes le titre du paragraphe 14 : « Améliorer le dispositif de connaissance des agents polluants présents dans l'environnement ». La seule suppression envisagée est celle des appareils de radiothérapie appelés « Cobalt ». Encore pourront-ils servir aux « pays en voie de développement », où, malgré leur dangerosité, « ils seront utiles dans le contexte local ». « Systématiser la surveillance épidémiologique des personnes exposées à des risques cancérigènes », « mieux connaître les cancers professionnels », mettre en place un « suivi », un « registre », un « dispositif d'évaluation », au maximum « diminuer la limite d'exposition aux rayonnements ionisants ou au benzène », voilà les seules mesures envisagées pour lutter contre les causes environnementales.

Pourquoi se contenter d'« explorer » « les impacts cancérigènes des agents polluants », comme si c'était le manque de connaissances qui avait jusque-là empêché d'agir ? Les avis de l'Afsse, comme ceux des deux Académies, sont connus pour leur extrême modération. Ce ne sont généralement pas les pouvoirs publics ou les agences officielles de veille et de sûreté qui sonnent l'alarme, mais les associations, les journalistes, des individus informés. Nulle part le plan ne s'en prend à la nature du risque et à ses causes premières. Cette démarche pour ainsi dire contemplative n'est donc pas différente de celle qui consistait à combattre la pollution des villes en informant, en mesurant et en instaurant des « seuils », des niveaux et des « pics ». Certes, il faut comprendre pour mieux lutter, mais à condition de lutter, et de ne pas s'en tenir à la connaissance en soi, car personne ne peut croire qu'un danger mesuré est un danger vaincu.

Les quelques chiffres qui figurent dans la brochure entretiennent la confusion souvent déplorée ailleurs. Le plan ne connaît que deux classes d'âge : les 0-64 ans et les plus de 65 ans. Ce n'est donc pas sur lui qu'il faut compter pour mieux appréhender le phénomène des cancers d'enfants et de jeunes adultes. Prévention et dépistage sont rangés dans la même catégorie de dépenses, la plus faible, 13 %, de sorte qu'on ne sait pas, après avoir lu le plan, s'il est prévu de faire quoi que ce soit d'efficace pour la prévention primaire, dont les coûts sont d'ailleurs pour la plupart étrangers au budget de la santé. La réduction de l'emploi des pesticides coûterait à l'agriculture et à la chimie, condition suffisante au blocage. Le ministère de la Santé exclut les polluants agricoles de son champ de compétence, comme les ministères de l'Agriculture ou de l'Environnement excluent la santé du leur. Se refiler cette patate chaude et multiplier les agences de contrôle n'aboutit qu'à la disparition d'une question qu'on n'aura fait, au mieux, que poser.

« L'amélioration du système épidémiologique » est la seule mesure concrètement envisagée sur cinq ans, ce qui revient à répéter qu'on essaiera de comprendre mieux dans cinq ans ce qu'on sait fort bien depuis quarante ans, et que rien ne sera entrepris pour prévenir vraiment la diffusion de substances cancérigènes, qui n'a cessé d'augmenter.

Pour le reste, il ne s'agit ni plus ni moins que d'un véritable aménagement du territoire cancérisé, et le fléau pourra s'avancer chez nous comme en pays conquis. Tout est prêt pour l'accueillir. Car le vainqueur annoncé, qu'on ne s'y trompe pas, c'est lui. Personne ne devra se trouver à plus de quelques kilomètres d'une sorte de voie express cancer qui le mènera aussi facilement que possible d'un « numéro vert » à une unité de soins palliatifs, en lui évitant toutes les tracasseries qui pourraient lui compliquer inutilement la vie sur ce parcours fleuri. De multiples réseaux créeront un maillage serré de tout le pays. Pour s'informer : un numéro de téléphone gratuit « cancer info service », une adresse Internet, des « kiosques » d'information, des « agendas-information-cancer » à tous les niveaux, local, régional, national, dans les villes comme dans les départements. Partout, dès qu'auront été définies « les conditions d'annonce du diagnostic », on trouvera des « sites », des « réseaux », des « points de contact » dans les hôpitaux et les pharmacies. Chaque région bénéficiera « d'un réseau régional du cancer coordonnant l'ensemble des acteurs de soins ». Tous les établissements disposeront d'un « pôle régional de cancérologie ». Des « canceropôles » et des « tumorothèques » seront créées au niveau régional et interrégional, associant hôpitaux et instituts de recherche, privé et public, « acteurs » de leurs soins ou de leur maladie, « tous ensemble », comme le proclame à chaque page un tonique et martial titre courant. Le territoire sous contrôle de l'Institut national du cancer est entièrement balisé par le Conseil national du cancer, relayé par des « correspondants-cancer » interlocuteurs de la « mission de pilotage du plan », « l'équipe pluridisciplinaire des Centres de coordination cancer (3C).

Dans la vision idéale du plan 2003, chaque citoyen est comme formaté en fonction d'un risque omniprésent et quasiment inévitable, installé dans le mal ambiant comme un poisson dans l'eau, doté d'un « dossier médical communiquant » qui lui servira de passeport dans le labyrinthe d'un univers intégralement placé sous le signe du cancer comme sous celui d'un totem. Devenu « acteur de son combat contre la maladie », dans ce vaste spectacle où tout le monde a un rôle à jouer, dans cette ruche où l'activité de tous est organisée autour de la production de tumeurs, le malade surveillé par « un dispositif de suivi » n'aura qu'à se laisser porter de centre en centre, d'« équipement structurant » en établissement de soins, bénéficiant à chaque étape de son parcours de « mesures d'accompagnement », de « soutien psychologique, de loisir et d'assistance », d'un accès « élargi » aux prêts et aux assurances pour que rien ne complique l'expérience de vivre avec le cancer. Voici notre patient propulsé dans un centre de coordination anticancer, guidé par de multiples tapis roulants vers un « médecin-référent », un « contact-patient » ou une association, orienté dans un réseau de soins, pris en charge de façon « multidisciplinaire », poussé de passerelle en passerelle et d'un trottoir mécanique à l'autre, n'ayant plus qu'à se laisser porter par l'institution prévoyante et compatissante, jusqu'au centre de dépistage « solidaire et plus humain », puis au centre de lutte anticancer, à la chimiothérapie « facilitée », aux « rencontres sur le thème de la fin de vie », pour aboutir en fin de « parcours thérapeutique prévisionnel », dans l'unité de soins palliatifs où il aura courageusement et jusqu'au bout accompli l'impeccable trajectoire du cancéreux nouveau. Le plan propose même un petit schéma où le patient est au centre d'un système de flèches et de relais. On se sent déjà presque rassuré de voir comment un réseau si complexe converge vers le patient comme vers son unique destination et tourne autour de lui comme les rayons autour du soleil.

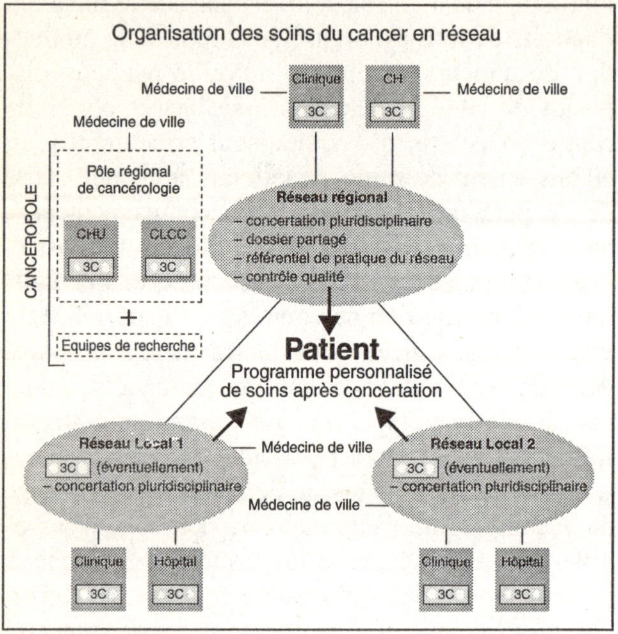

Organisation des soins du cancer en réseau

Un magnifique tapis rouge est ainsi déroulé sous les pas du fléau. On imagine une espèce de Roissy ultramoderne du cancer triomphant, illuminé par la « transparence » des dispositifs, balisé de nombreux tableaux d'affichage où chaque citoyen, c'est-à-dire chaque malade potentiel, n'a qu'à se munir de son badge de cancéreux modèle, puis suivre les flèches, les escaliers roulants, les ascenseurs et les tunnels, éclairé par une lumière indirecte, bercé par une musique d'ambiance, appelé à patienter entre deux stations par ces voix d'aéroport au timbre suave, accueilli par des hôtesses souriantes et doucement transporté vers sa mort prématurée et programmée comme sur un coussin d'air parfumé. Avant l'ultime décollage, souhaitons-lui de n'avoir pas à se poser la question principale qui remettrait tout en cause : « Tout cela n'aurait-il pas pu être évité ? »

De nouveaux moyens devraient favoriser de nouveaux métiers (principalement en radiophysique et dosimétrie), correspondant à 3 900 postes de travail, et l'on propose d'augmenter de 50 % le nombre de postes d'internes en cancérologie. La part faite à l'innovation appelle des médicaments nouveaux, des appareils neufs, des équipements plus récents, peut-être plus efficaces, en tout cas plus chers, qui profiteront sans doute aux malades, et sûrement à l'industrie pharmaceutique ou médicale, toujours empressée de lutter *contre* le cancer et visiblement s'organisant fort bien *avec* le cancer. La Commission prévoit un accès facilité aux chimiothérapies, des enveloppes financières spécifiques pour les médicaments hospitaliers, davantage de médecins cancérologues, toujours plus de recherche dans un contexte de « concurrence mondiale » et six « canceropôles ». Si on ne dit pas comment sera financé l'Institut national du cancer, on précise qu'il fera également appel à « des financements privés, dans le cadre du mécénat ou des donations. Il nouera des partenariats externes et pourra valoriser ses activités. » Lorsqu'on lit encore que « les compétences seront réunies dans un cadre réactif dégagé le plus possible des contraintes institutionnelles et administratives », on peut se demander si ce « dégagement » n'annonce pas une déréglementation généralisée, « forte », peut-être, mais « transparente » probablement très peu, et permettant à tout le monde de faire n'importe quoi. Quant au « décryptage du génome humain », nouvelle pierre philosophale ou panacée universelle de la médecine, il est censé permettre que « les chercheurs publics et les laboratoires privés unissent leurs forces ». La recherche est toujours présentée comme l'espoir principal, même si elle peut participer de cette démarche contemplative qui consiste à observer sans agir et à se demander *comment* le cancer évolue ou apparaît et non *pourquoi* il survient. C'est sans doute aussi pour ne pas freiner la consommation, baromètre officiel du « moral des ménages », qu'on suggère une assurance et un accès aux prêts bancaires spécifiques, « un accord avec les mutuelles, sociétés d'assurance et institutions de prévoyance pour le développement de couvertures supplémentaires adaptées à ce type de risques ». En d'autres termes, le plan 2003 serait l'équivalent d'un programme contre les accidents de la route consistant à installer des services d'urgence aux carrefours, à former davantage de médecins orthopédistes, et à faciliter la location de cannes anglaises.

Même si un réseau de soins répondait parfaitement à l'attente des malades, il ne mériterait qu'en partie son nom de plan « anticancer ». Récemment, un élu répondait à ceux qui se plaignaient de la qualité de l'eau : « Il est très facile de traiter les eaux polluées pour les rendre potables. » Si cela était vrai, il n'y aurait donc aucune raison de s'arrêter de polluer, surtout lorsque l'eau est devenue un « produit » et la dépollution un marché. Si, par miracle, il devenait aussi facile de guérir les cancers que les rhumes de cerveau, y aurait-il encore une bonne raison de se priver des produits cancérigènes, qui rendent tant de services ? En d'autres termes, pourquoi prévenir lorsqu'on sait si bien soigner ?

Un crabe aux pinces d'or

Le cancer n'est pas seulement un problème sanitaire ou social, il fait circuler des sommes si considérables qu'il n'est pas excessif de parler d'une véritable économie du cancer. Certes, il existe aussi une économie du diabète ou de l'allergie. Mais le cancer, par la place qu'il occupe autant que par les moyens qu'il réclame, crée de vrais secteurs d'activité. Cette cancérisation endémique génère en aval une multitude de « services », dont chacun trouve sa légitimité chez les autres et dont l'articulation, qui finit par faire système, n'est pas épargnée par les jeux d'influence et de lobbying.

L'argent du cancer, crabe en latin, aurait donc toutes les raisons d'être symbolisé par le signe qui marquait une des aventures de Tintin au pays de l'Or noir : le crabe aux pinces d'or.

L'argent du cancer

« Nul ne sait exactement quelle est la part des dépenses d'assurance maladie consacrée au cancer. Cette lacune de l'information est, en soi, révélatrice d'un défaut d'organisation », observait en 1998 un rapport du Sénat sur le sujet[1]. Ce document a le mérite d'avoir soulevé des questions essentielles : le manque de clarté du système, la part ridicule accordée à la prévention : 2,3 %. Faute de mieux, on appelle prévention le dépistage ou les campagnes consacrées au tabac, à l'alcool ou à la promotion des fruits et légumes. L'essentiel d'une vraie prévention, qui consisterait à limiter les produits cancérigènes, notamment au travail, est invisible dans les comptes de santé.

La Commission d'orientation sur le cancer estimait le coût du cancer pour le système de santé à 15 milliards d'euros pour l'année 2002. Faute d'explications, il faut s'en tenir à cette somme globale qui, dans son énormité, reste peu parlante tant qu'elle n'est pas rapportée à une échelle. Lorsqu'on sait que le budget de l'Éducation nationale est de 59 milliards d'euros ou celui de la défense de 37, on mesure mieux de quel poids pèse le cancer dans notre comptabilité nationale. Jusqu'à présent, il n'était pas possible de faire la part de chaque maladie dans les dépenses de santé. Aujourd'hui, grâce à l'informatisation des soins, le CREDES (Centre de recherche, d'étude et de documentation en économie de la santé) publie les premiers comptes par pathologie[2]. Il estime quant à lui le coût des tumeurs pour 1998 à 6 milliards d'euros, soit 5,3 % des dépenses de santé.

1. J. Oudin, *Le Financement et l'organisation de la politique de lutte contre le cancer*, rapport du Sénat n° 31, 1998-1999.

2. Credes, *Questions d'économie de la santé*, n° 56, septembre 2002.

Sur ces 6 milliards, les soins hospitaliers représentent près de 5 milliards, les médicaments 253 millions d'euros, les transports 345 millions. L'énorme différence entre l'estimation du Credes et celle de la Commission montre bien l'ampleur des variations selon les approches[1]. Le cancer, contrairement à d'autres maladies, est peu soigné en dehors de l'hôpital : il ne faut donc pas s'étonner que les soins hospitaliers représentent 83 % des dépenses. Le coût des médicaments est largement sous-estimé parce qu'il disparaît dans le budget global. Les traitements qui sont dispensés au-dehors, dans les pharmacies, concernent aussi les manifestations secondaires ou indirectes de la maladie, comme la douleur, les nausées ou l'insomnie, et les patients y ont massivement recours. On ne dispose donc que d'approximations, mais qui confirment s'il en était besoin que le cancer est un véritable secteur économique. Il n'est guère possible d'évaluer le nombre d'emplois généré par cette maladie, car beaucoup de professionnels ne lui consacrent qu'une partie de leur activité. Les seules estimations parlent de 4 000 médecins qui pratiqueraient peu ou prou la cancérologie, à quoi s'ajoutent des spécialités fortement sollicitées comme l'hématologie, l'anatomocytologie ou la médecine nucléaire. Sans compter beaucoup d'autres professions : infirmières, biologistes, kinésithérapeutes...

Le cancer est aussi générateur de technologie, et, dans un contexte de concurrence mondiale, l'appa-

1. « Le coût du cancer pour le système de santé », proposé par la Commission, comptabilise probablement les indemnités journalières, mais le mode de calcul n'est pas précisé.

reillage médical est une denrée au même titre que l'automobile ou la mode. Cette situation est à la fois logique et choquante. Logique parce qu'il n'y a aucune raison pour que, dans une économie de marché, les matériels et produits échappent aux règles générales ; choquante parce qu'on n'admet pas facilement que la souffrance génère une activité lucrative. Nombreux sont ceux qui s'impatientent de voir traiter ce marché comme un autre et de le débarrasser d'une espèce de pudeur. Lors de la commission des Affaires sociales consacrée à la lutte contre le cancer, un membre de la commission, Serge Franchis, déclarait à Bernard Kouchner, alors ministre de la Santé : « La santé coûtera de plus en plus cher, nous en sommes convaincus. Cependant nous refusons dans notre société la notion économique de la santé. Les notions de gratuité et de prise en charge induisent une contradiction entre l'offre et la demande, entre les besoins et les moyens. Nous pourrions assurer certaines marges de progrès et nous ne le faisons pas parce que chaque année, malgré la chasse au gaspillage, nous sommes réticents à mettre en œuvre tous les moyens. Une personne malade du cancer est capable de donner beaucoup pour être sauvée. [...] Cela mérite peut-être que nous donnions à la lutte contre la maladie une place différente et que nous l'inscrivions dans une fonction économique, car c'est une fonction économique, pourquoi ne pas le reconnaître, alors qu'un jour ou l'autre chacun d'entre nous estimera que cela méritait plus d'attention ? – La question reste : Jusqu'où pouvons-nous aller en termes de sacrifices et de participation financière ? répond le ministre. La santé est déjà la première préoccupation des Français. Mais, par exemple, nous avons fait d'énormes sacrifices en matière d'appareillage médical et il ne reste pas de marque française d'appareillage médical dans nos hôpitaux ! Il est déjà presque trop tard pour déployer des recherches pharmaceutiques des grands laboratoires français : il en reste deux ou trois [1] ! »

Le marché pharmaceutique mondial, c'est-à-dire les achats de médicaments toutes pathologies confondues, s'élève à 200 millions de dollars en 1999. Le cancer y occupe une place honorable. Un anticancéreux en plein développement, utilisé dans les cancers du sein ou du poumon avancés, génère par exemple un chiffre d'affaire de 1,3 milliard d'euros, soit 32 % d'augmentation en 2002. Son fabricant annonce que l'utilisation de cette molécule sur le cancer du poumon concerne un marché d'environ 400 millions d'euros. L'intérêt *potentiel de ce* produit au stade précoce du cancer du sein a été démontré lors d'un congrès médical et son développement est en cours pour d'autres types de cancers, parmi lesquels l'estomac, la prostate, la tête et le cou. Il s'agit, selon les termes mêmes du laboratoire, « d'élargir ses indications et d'alimenter sa croissance future ». On comprend que l'industrie pharmaceutique est soumise, comme toutes les

1. C. Huriet, L. Neuwirth, *La Volonté de vaincre le cancer*, rapport du Sénat n° 419 (2000-2001). Audition du 14 juin 2001 de B. Kouchner, ministre délégué à la Santé.

entreprises, à une logique financière. On connaît aussi la nécessité d'un ton optimiste, voire triomphant, pour rassurer les actionnaires. Car « l'innovation » est une condition de survie pour l'industrie, qui a besoin de mettre sur le marché des nouvelles molécules avant l'expiration des brevets. Philippe Pignare, qui connaît bien l'industrie pharmaceutique, où il a longtemps travaillé, explique qu'elle est aujourd'hui en panne et cherche par tous les moyens à faire croire au renouvellement sans fin de « nouveautés » justifiant des prix toujours plus élevés [1]. Les anticancéreux ont augmenté de 500 % en dix ans, selon la Commission cancer, qui note avec regret : « L'innovation thérapeutique n'est pas toujours proportionnelle au prix des molécules. » Mais les prix n'ont pas fini de monter : l'accord passé entre l'État et les représentants de l'industrie en juin 2003 autorise les laboratoires à fixer librement le prix de leurs médicaments « innovants » et à le rapprocher des prix les plus élevés en Europe. Par exemple, une toute nouvelle molécule coûte la modeste somme de 2 640 euros la boîte. Le producteur ne manque pas d'expliquer ce prix par le coût de la recherche. S'il est logique de ne pas décourager les efforts d'investissement, le « coût de la recherche », qui sert à négocier des prix de vente les plus élevés possibles, n'est jamais connu : secret commercial. On se rappelle que les firmes avaient porté plainte contre l'Afrique du Sud, qui fabriquait

1. P. Pignare, *Le Grand Secret de l'industrie pharmaceutique,* La Découverte, 2003.

des médicaments pour sa population ravagée par le sida, plainte à l'effet dévastateur dans l'opinion. Lorsque le juge de Pretoria a demandé des données précises sur la politique des prix, les firmes, plutôt que d'ouvrir leurs comptes, ont préféré retirer leur plainte.

Le poste « cancer » représente parfois la moitié des dépenses hospitalières de médicaments. Sur 9 000 protocoles de recherche, 6 000 sont initiés par les laboratoires pharmaceutiques. À quelles priorités répondent ces protocoles ? Le rapport Oudin remarquait en termes mesurés mais clairs : « La prédominance de l'industrie pharmaceutique dans la recherche clinique peut présenter certains inconvénients. Elle se traduit par la préférence donnée au test de molécules nouvelles dans une approche marketing plutôt qu'à l'évaluation de nouvelles combinaisons thérapeutiques, qui sont pourtant à l'origine des derniers progrès significatifs [1]. »

Si les cancéreux étaient mieux soignés par de nouveaux produits miraculeux, la collectivité de nos pays riches accepterait sans doute d'y mettre le prix et réglerait rubis sur l'ongle. Mais n'est-ce pas cher payer pour assister à une telle progression ?

Que pensent les malades ? Avec 800 000 cancéreux, 278 000 nouveaux cas chaque année, sans compter leurs proches, le « public » se compte en millions d'individus. Il a également un rôle à jouer dans ce marché, puisqu'il finance les associations de lutte et qu'il peut éventuellement se mobiliser. Ses

1. Rapport Oudin, *op. cit.*

deux armes sont la générosité ou la colère : il n'utilise, semble-t-il, que la première. Alors que des manifestations anticancer visant à influer sur la politique des États ont eu lieu aux États-Unis, on ne sache pas qu'aucune ait jamais battu le pavé parisien. Une maladie comme le sida, qui a touché dans les pays occidentaux une population urbaine, intellectuelle et influente dans les médias, a pourtant donné naissance à des associations qui manifestent dans la rue et interviennent bruyamment. Ce sont les malades ou leur entourage qui ont transformé l'organisation des soins, réclamé l'hospitalisation à domicile ou exigé l'accès aux trithérapies. Avec ces associations, plus question d'accepter des protocoles de recherche ne prenant pas en compte les malades, ou de subir sans broncher une relation autoritaire avec son médecin. Rien de tel avec le cancer. Les associations comme la Ligue nationale contre le cancer ou l'Association pour la recherche sur le cancer s'occupent principalement de recueillir des fonds pour la recherche. Ce ne sont pas elles qui brandissent des pancartes ou qui critiquent la politique officielle, dont elles sont plutôt partenaires. Leur discours sur la progression de la maladie pose peu de questions dérangeantes. Elles ne se consacrent pas plus que les autres à la prévention, leur politique n'est pas fondamentalement différente et elles commencent seulement à s'intéresser aux cancers professionnels. Ces organisations non gouvernementales disposent d'un personnel nombreux et d'un budget considérable : à peu près 35 millions d'euros pour la Ligue, 40 millions pour l'ARC, dont les frais de fonctionnement, aux pires moments, ont même pu dépasser les sommes collectées [1]. Elles participent donc à la fois au volume financier du cancer et aux choix de recherche qu'elles financent. Le poids de ces associations peut devenir problématique, dans la mesure où ce sont leurs conseils d'administration qui orientent les priorités : dans son rapport sur la Ligue contre le cancer, la Cour des comptes note que les conseils scientifiques sont présidés par le responsable du service de radiothérapie qui affecte les dons, au bénéfice du traitement et non de la prévention.

Certains ont même franchi les bornes de la légalité. L'ARC, du temps où elle était dirigée par Jacques Crozemarie, jugé et condamné depuis, consacrait des sommes énormes à sa propre publicité et au train de vie de son principal dirigeant. Il était inévitable que le cancer produise aussi ses parasites.

Tous les soins de santé font l'objet d'un marché, mais l'économie du cancer n'est pas une économie comme les autres. Ici, le consommateur ne choisit pas son produit comme pour le rhume de cerveau ou la crise de foie. L'automédication, on le comprend, n'est pas de mise, car on imagine mal la publicité vanter la dernière chimiothérapie à un public dont la vie est en jeu et qu'il s'agirait de convaincre. Ce marché qui ne s'adresse ni au consommateur, ni même au médecin généraliste passe nécessairement par l'institution hospitalière. C'est elle qu'il faut viser, séduire et fidéliser.

1. Rapport Oudin, *op. cit.*

Une autre particularité du cancer, c'est que cette maladie est prise en charge à 100 % par la sécurité sociale. En permettant à tous l'accès aux soins, l'assurance maladie a créé un immense marché solvable qui a permis en cinquante ans l'essor spectaculaire des firmes produisant des soins ou des médicaments. Par un effet pervers, le système de solidarité a subventionné cette production, déformant le système de protection sociale en protection du marché. Avec un si bon payeur, l'habituelle loi de l'offre et de la demande n'a pas été contrariée par un obstacle financier : la chimiothérapie est offerte à tous.

Le rapport 2002 de la Commission des comptes de santé calcule que les dépenses de santé des Français ont presque doublé depuis douze ans, passant de 82 à 157 milliards d'euros, ce qui représente 2 579 euros par an et par personne. La part de ces dépenses dans le PIB est passée à 10,4 % selon la comptabilité nationale[1].

Dans la mesure où les médicaments, les techniques et les soins de plus en plus chers sont intégralement supportés par la collectivité, une forte pression s'exerce sur les systèmes d'assurance sociale. D'ores et déjà, le nôtre se transforme puis-qu'on décide de ne plus rembourser les maladies bénignes, qui seront supportées par les ménages, pour mieux se consacrer aux maladies graves et chères. Combien de temps un système fondé sur la solidarité pourra-t-il résister à une augmentation des coûts enfoncée dans notre assurance maladie comme un coin dans une bûche ?

1. 9,5 % selon les critères de l'OCDE.

Ce qu'on entend derrière le sempiternel discours de progrès, c'est un discours économique, un système qui cherche des molécules plus chères, des postes, des machines, des actes techniques, plus faciles à chiffrer que du temps d'écoute ou de réflexion. Cette logique est-elle celle qui permet de mieux soigner et de chercher vraiment où il faut ? Car la recherche mobilise elle aussi des millions d'euros. Ses priorités ont également une signification : dans la recherche française, la génétique s'est taillé la part du lion.

L'ère génétique

Après la circulation du sang et la découverte des microbes, la dernière grande affaire de la médecine serait le séquençage du génome humain, si l'on en croit, du moins, les chercheurs et la presse épatés par le succès d'une progression spectaculaire. Avec la description des pièces maîtresses de nos cellules, la science percerait donc le dernier secret de la nature, atteindrait son ultime horizon. Selon Jean Weisenbach, leader du projet français, directeur du génoscope d'Évry, « on travaille dans un monde fini », c'est-à-dire sur un organisme entièrement exploré. Il faut sans doute entendre par là qu'une partie au moins de la communauté scientifique croit approcher du terme de sa quête et de la maîtrise complète du vivant : son Graal est à portée de main.

C'est aller un peu vite. Car cette description n'a rien livré de plus qu'une montagne de pièces détachées dont l'organisation, le fonctionnement, la vie qui les traverse nous échappera toujours. Des mots sans grammaire ne font pas une langue, même définis et classés dans l'ordre alphabétique. La génétique en est aujourd'hui à établir son dictionnaire. Certes, la connaissance avance, mais l'objet de la médecine recule à mesure qu'on prétend le saisir, comme le soleil que les anciens barbares croyaient saisir en le poursuivant toujours plus loin vers l'ouest. Bien des chercheurs qui espéraient expliquer la vie par la biologie moléculaire mesurent aujourd'hui l'immensité qui les sépare de leur objectif et doutent que le gène, en tant que concept explicatif, garde au XXIe siècle le rôle qu'il a joué au XXe. Mais, en tant que moyen thérapeutique, on place encore en lui les plus folles espérances. « La génomique fonctionnelle s'impose comme la clé de voûte d'un paradigme porteur d'innovation en matière de diagnostic et de traitement des cancers », affirme sans autre explication la Commission d'orientation contre le cancer. « Le dépistage et la prévention seront eux-mêmes irrigués par les avancées de nos connaissances, comme le laissent déjà entrevoir les avancées spectaculaires de la biologie au cours des vingt dernières années[1]. » On ne saurait vanter avec plus de lyrisme l'attente que les citoyens sont invités à partager tout autant qu'à financer. On se demande de quelle façon les connaissances en biologie moléculaire pourraient « irriguer » la prévention. Si la prévention manque de quelque chose, est-ce vraiment des « certitudes de la biologie moléculaire » ?

1. *Rapport de la Commission d'orientation sur le cancer*, janvier 2003, chap. VIII.

Grâce à la thérapie génique, la médecine promet d'agir bientôt au cœur du processus, aux postes de commande de la cellule. Bien qu'on insiste beaucoup sur cette perspective, elle n'est pour l'instant qu'une chimère : la thérapie génique, malgré ses effets de manche, n'a pas fait ses preuves. Deux des neuf nourrissons traités pour déficit immunitaire à l'hôpital Necker ont eu un gène malencontreusement inséré au cœur d'un proto-oncogène, qui favorise le cancer ; quant à l'essai phare sur les bébés bulle, il a dû être interrompu en catastrophe en 2002. Les défenseurs de la thérapie génique assurent qu'elle finira par triompher. Peut-être auront-ils raison un jour. Elle n'a jusqu'à présent ni guéri ni prévenu aucun cancer, et on peut se demander si elle présente un progrès pour le monde vivant et s'il nous faut vraiment en rêver. En attendant, elle réussit à éblouir et à créer une attente sociale dont les médias s'emparent pour l'amplifier, contribuant ainsi à monopoliser sur l'ADN d'importants moyens financiers.

Ces moyens ont pu capter sans débat public une grande partie des priorités de recherche. Sous une apparence ultramoderne, ils répondent à des fantasmes archaïques : ils favorisent l'illusion d'une maîtrise sur la vie et la mort, renouvellent la croyance aux miracles et augmentent l'optimisme d'un public subjugué. Peut-on appeler progrès cette consécration de la sujétion ? Ivan Illich écrivait déjà à propos de la médecine : « Soutenir avec des flots d'agent public, comme c'est le cas dans les pays “développés”, l'entreprise capable d'asservir tout un pays à la relation thérapeutique, voilà qui est pathogène à un niveau beaucoup plus profond et généralement ignoré. » Non seulement le nouvel exercice du pouvoir médical rencontre peu d'obstacles, mais il suscite parfois un véritable enthousiasme, si l'on en juge par le succès d'opérations comme le Téléthon, sorte de potlatch médico-théâtral sur fond de recherche triomphante et de générosité ostentatoire. Les moyens exorbitants que réclame la génétique tout comme ses applications devraient inquiéter : ils fascinent. Devra-t-on se livrer demain à un marathon de la tumeur ou à une cérémonie des crabes d'or pour espérer quelque chose d'une société hypnotisée par l'argent, par le spectacle et par la science ?

Manifestement, contribuables et téléspectateurs approuvent, mais c'est le débat public qui fait défaut. Et qu'on ne vienne pas dire que l'avis des profanes ressemblerait à une conférence des ânes. Il ne s'agit pas de confier les affaires publiques à celui qui crierait le plus fort ; mais serait-il saugrenu qu'une société démocratique, associant les citoyens aux affaires de la cité, s'explique sur ses grandes orientations politiques, sur ses choix de défense ou d'environnement aussi bien que de santé ou de recherche ? La connaissance scientifique donne des éléments de décision, mais pas de légitimité politique, de même que savoir tirer le canon ne donne aucune compétence sur le choix des cibles.

La vogue de la génétique n'est que le dernier développement d'un processus ancien où la recherche du sens a depuis longtemps cédé la place à la recherche du savoir. Michel Foucault a montré que, à partir du moment où la souffrance devient une entité clinique, « il devient possible d'organiser autour de l'individu un langage rationnel ». Dès lors, « l'objet du discours peut aussi bien être un sujet ». La maladie devenant source de connaissances, on a travaillé sur des symptômes, puis sur des organes et bientôt sur des gènes comme sur un matériel de plus en plus privé d'humanité. En développant les descriptions, les commentaires ou les comparaisons de tableaux cliniques, l'intérêt du médecin s'est ainsi peu à peu centré sur le mal, qu'il convient d'isoler pour mieux l'étudier : « Dans l'espace rationnel de la maladie, médecins et malades ne sont pas impliqués de plein droit ; ils sont tolérés comme autant de brouillages difficiles à éviter. »

Ce processus amorcé à la fin du XVIIIe siècle s'est progressivement emballé. Au XVIIe siècle, la théorie des humeurs expliquait toute la santé avec le sang, le phlegme, la bile et la bile noire. En 1865, Claude Bernard concentrait tous ses efforts sur la physiologie expérimentale et contribuait à réduire l'homme au fonctionnement de ses organes. On rit aujourd'hui de la phrénologie, pseudoscience du XIXe siècle qui expliquait le plus sérieusement du monde que les individus étaient déterminés par les bosses de leur crâne. Les années 80 étaient celles du tout neurone. L'actuel engouement pour la génétique répond à un légitime besoin de comprendre, mais entretient encore la confusion entre décrire et maîtriser. Même bien observée, la vie ne livrera jamais tous ses secrets et rien ne nous permet de croire que les prouesses d'aujourd'hui ne seront pas considérées demain comme les errements d'une médecine trop sûre d'elle-même. Certes, le gène est au cœur de la carcinogenèse ; mais le rôle qu'on lui attribue ne devrait peut-être pas être le premier et, en tout cas, pas le seul.

Les hommes de science ont tendance à trouver régulièrement un concept explicatif qui annule tous les autres. Ce renversement matérialiste reste enfermé dans une théorie de la nature humaine au sens où l'homme est défini à partir de ses particularités anatomiques ou physiologiques. Hegel, s'opposant à cette réduction organiciste dans *Phénoménologie de l'esprit*, écrivait avec ironie : « On peut se représenter l'assassin avec une forte protubérance ici, en ce lieu du crâne, ou encore le voleur avec une protubérance ici, en cet autre endroit. [...] Si on dit ordinairement de l'esprit : il est, il a un être, il est une chose, une réalité effective singulière, on n'est pas d'avis par là qu'on peut le voir, ou le prendre par la main, ou le heurter, mais on dit pourtant une telle chose, et ce qui est dit s'exprime vraiment sans proposition que l'être de l'esprit est un os. » Dirait-il aujourd'hui qu'on peut se représenter le cancéreux avec le gène du cancer, le coureur de jupons avec le gène de l'infidélité, et que l'être de l'esprit est un gène ?

Cela n'induit pas un retour en grâce du vitalisme ou du spiritualisme, mais invite simplement à distinguer la connaissance de l'homme de la seule raison biologique. Nos sociétés n'ont que trop besoin d'expliquer des procédures d'exclusion. La génétique prétend dresser un tableau des dispositions de l'individu. Elle peut, mieux que la médecine traditionnelle, isoler des organismes individualisés rendus malades pour des raisons collectives passées sous silence.

L'approche génétique poursuit cette objectivation du vivant en s'attachant à la programmation cellulaire, non à la vie, mais au « logiciel de la vie », pour reprendre une image couramment employée par les chercheurs. Elle dépossède l'individu en le mettant à distance : les gènes sont hors d'atteinte des remèdes traditionnels, qui en deviennent inopérants et, partant, méprisables. La maladie était auparavant réductible à la douleur : l'individu souffrant avait toute légitimité pour l'identifier ou pour s'en plaindre. Puis elle a été définie comme l'écart par rapport à une norme, gagnant ainsi une sorte d'indépendance opposable au sujet comme au médecin. Se sentir bien portant peut alors se trouver démenti par une tension artérielle jugée trop élevée : c'est la norme qui fait le malade. Désormais, la médecine prédictive prétend qu'elle pourra annoncer la maladie, dont on n'a plus qu'à attendre la manifestation sur un sujet sain, et cela dans une totale opacité puisque le malade est enfermé dans un processus inintelligible pour lui, face à un langage dont il ne connaît aucun signe et dont le spécialiste pourra seul approcher le secret.

L'oncogénétique, que la Ligue appelle « le domaine phare de la cancérologie moderne », légitime et accentue pour les malades une perte d'autonomie déjà profonde. On est bien au-delà de l'injonction imprimée sur les boîtes de médicaments, « *À utiliser sous contrôle médical* », qui renvoie à l'incompétence du patient et à sa dépendance au savoir. Une telle mise en garde génère logiquement des sentiments d'ignorance et de dépréciation très opposés à l'autonomie, élément fondamental de la santé pourtant trop souvent mis à mal par la médecine. Voici le patient définitivement hors jeu, hors d'état de comprendre, dans l'impossibilité de reconnaître des maladies déjà programmées au cœur des cellules, ou d'empêcher la survenue de « susceptibilités génétiques » données d'emblée comme la forme biologique du destin. La science seule a qualité pour traquer l'anomalie et intervenir en sauveur, pour corriger un organisme défaillant qui devient le champ de bataille d'un combat qui lui échappe.

Car insister aujourd'hui sur les causes génétiques ou virales du cancer procède de la même démarche qui attribue les suicides aux maladies mentales : il s'agit toujours de trouver les causes de la maladie à l'intérieur du malade, démontrer que le ver est dans le fruit. Si l'obésité est due à un gène, le grignotage devant la télévision ou les hamburgers ne relèvent plus d'une question de société, mais sont bien le signe de la défaillance des corps. Lorsque l'organisme souffre, on peut penser qu'il subit une agression ou qu'il trahit sa vulnérabilité. Dans le cas du cancer, on a tendance à nier l'agression, sauf quand elle est « volontaire ». L'agression involontaire, le brouillard toxique que devient notre environnement, l'altération des défenses immunitaires ou la nourriture industrielle constituent autant de facteurs d'autant plus occultés qu'ils sont difficiles à évaluer. On retient bien la fragilité de l'hôte, mais on la préfère structurelle, inscrite dans les gènes, inéluctable, sans connexion avec l'environnement, comme si les maladies génétiques n'étaient dues qu'à la fatalité ou à des tares familiales [1].

L'épidémiologie, dont l'objet est l'observation des maladies et la recherche de leurs causes, connaît elle aussi un irrésistible penchant pour la génétique et s'emploie maintenant à trouver chez certaines populations des gènes caractéristiques, qui ne sont d'ailleurs nullement limités au cancer. Un cancérologue influent, interrogé sur la disparité des cas selon les régions françaises, a commencé par répondre : « L'existence de gènes de susceptibilité aux cancers représente l'un des éléments d'explication, d'où l'importance de s'intéresser aux phénomènes historiques de migration des populations… » Alors que la généralisation des vaccins après Pasteur concernait tous les membres de la société qu'il convenait de protéger, désormais, l'analyse génétique de groupes humains aboutit à une conception très éloignée de cet idéal égalitaire et frise la taxinomie de groupes humains. Il est d'ailleurs inévitable, dès qu'on parle de gènes, que l'idée de classement se pose, sous une forme ou sous une autre : « La génétique sert l'eugé-

1. Voir, à ce sujet, de Gilles-Éric Seralini, professeur de biologie moléculaire, *Génétiquement incorrect*, Flammarion, 2003.

nisme », écrivait Jean Bernard dans *La Médecine du futur*[1].

L'enthousiasme mis à chanter les promesses de la génétique et, par conséquent, de la thérapie génique permet au passage de légitimer les diverses manipulations sur les animaux ou sur les plantes. Qui se réjouirait qu'on ait fait pousser au coq le cri de la caille s'il ne devait en résulter un bénéfice concret, puisqu'un malade désire avant tout être guéri ? Lorsqu'on s'occupe de faire pousser des dents aux poules, chacun frissonne d'habiter sur une espèce d'île du docteur Moreau où l'on fabrique des monstres. Mais qu'on promette par là un moyen de faire repousser les dents, et la manipulation d'un dément devient aussitôt l'œuvre d'un sauveur.

Le cancer du sein fait l'objet d'une attention toute particulière chez la femme jeune. On a pu observer que les femmes frappées précocement comptaient déjà plusieurs victimes dans leur famille. Ces femmes, plus souvent que les autres, sont porteuses d'un gène particulier nommé BRCA1, impliqué dans 5 % environ des cancers du sein. La séquence BRCA1 a été brevetée par la firme américaine Myriad Genetics, actuellement en situation de monopole, qui exige que chaque laboratoire lui adresse les tests de dépistage et s'acquitte d'un droit. La France et l'Europe ont engagé une procédure d'opposition. Pour les femmes, l'intérêt du dépistage génétique est modeste : faute

1. J. Bernard, *La Médecine du futur*, Le Cherche-Midi, Paris, 1999, cité par D. Belpomme, *Les Grands Défis de la politique de santé en France et en Europe. Écologie et santé*, Librairie de Médicis, 2003.

de savoir neutraliser le gène coupable, on propose parfois à celles présentant un « risque élevé » de se faire retirer à titre préventif les deux seins, cette solution radicale mettant, si l'on peut dire, toutes les chances de leur côté. Quant à celles qui, malgré un test positif, refusent cette terrible mutilation, elles pourront bénéficier de mammographies rapprochées ou de chimiothérapies préventives, mais seront toujours livrées à l'angoisse… Si le dépistage d'une tumeur grâce à la mammographie peut être utile pour des soins plus précoces, la découverte du gène BRCA1 n'empêche personne de contracter la maladie. Comme le remarquent sobrement les manuels de médecine à ce propos, « le principal intérêt du dépistage consiste à rassurer les populations négatives »… Pour d'autres, ce type de service présente un intérêt bien compris. « Le premier client de *Myriad Genetics* est une compagnie qui assure près de 23 millions de personnes » écrivait J.-P. Gaudillière en 2001 [1]. Sur le plan pratique, dans notre pays des Droits de l'homme, « libres et égaux en droit », le délit de sale gène ne va guère faciliter la recherche d'un travail ni celle d'un assureur.

Médecine prédictive et logique d'assurance

Une médecine de science-fiction qu'on appelle prédictive saurait à l'avance de quoi nous souffri-

1. J.-P. Gaudillière, « Hérédité, risque et santé publique », dans J.-P. Dozon et D. Fassin (dir.), *Critique de la santé publique*, p. 122, Balland, 2001.

rons un jour : le rêve du docteur Knock est dépassé et tout bien portant sera non pas un malade qui s'ignore, mais un malade en sursis. La médecine tentait en principe de rendre la santé aux malades. Devra-t-elle bientôt transformer la santé en maladie ? Cette médecine prédictive s'impose si bien dans le discours que le concept de « prédisposition » au cancer est aussi naturel que la notion d'aptitude à la clarinette ou au piano. Pourtant, la biotechnologie du risque n'est pas le fruit d'une fantaisie. Il n'est pas dans la nature de nos démocraties qu'un directoire occulte dirige en secret le cours des choses. Mais lorsqu'on place en perspective économique la biologie moléculaire, la remise en cause de l'assurance maladie et la loi de modernisation sociale, comme on l'appelle – et puisqu'il faudra bien qu'elles coexistent –, on ne peut manquer d'y trouver, hasard ou nécessité, une certaine cohérence.

L'Institut national de recherche et de sécurité (INRS) a sollicité l'Inserm en 1999 pour une expertise collective sur le thème « Risque génétique et travail ». L'INRS réalise l'essentiel de la recherche sur santé et sécurité au travail. Son statut ambigu illustre le « paritarisme » à la française : les représentants du MEDEF constituent une moitié du conseil d'administration, quand l'autre moitié est composée de multiples organisations de salariés. L'Inspection générale des Affaires sociales n'a pas manqué de rappeler les limites et les défaillances de cette institution, « tant au point de vue de son fonctionnement que de sa stratégie », qui n'en est pas moins « le principal et quasi unique instrument de connaissance du risque professionnel en France ». L'INRS s'était déjà distingué par des recommandations « d'usage contrôlé de l'amiante » et par le licenciement d'un chercheur ayant mis en garde contre les dangers des éthers de glycol. Comment comprendre qu'une liste des « susceptibilités génétiques » en milieu professionnel soit une priorité de recherche, quand il semblerait si urgent de réduire plutôt les dangers au travail, de rattraper notre retard sur cette « discipline délaissée », tandis que la moitié des différences de mortalité par cancer du poumon ou de la vessie s'explique encore par des facteurs professionnels ?

Deux ans après ces travaux, soit dès l'automne 2001, les textes de loi intègrent les dernières avancées promises par la notion de « risque génétique ». Un travailleur ne pourra être affecté à des travaux l'exposant à des agents cancérogènes, mutagènes ou toxiques pour la reproduction que si le médecin du travail « atteste qu'il ne présente pas de contre-indication médicale à ses travaux ». On retrouve le « facteur génétique » dans les motifs de contre-indication. La « loi de modernisation » répondrait ainsi à une directive européenne, comme si nos gestionnaires n'étaient que les exécutants d'ordres tombés du ciel : la politique se réduirait à écouter les oracles. Le certificat de « non-contre-indication » continuera à déclarer les candidats « aptes au cancer » ou aux maladies professionnelles : « Pendant des années, ceux qu'on a déclarés aptes à inhaler des fibres d'amiante devaient avoir une très bonne respiration, et ceux qui travaillent dans les ateliers bruyants devaient avoir une bonne audition. Et pourquoi ne pas envoyer les sourds, puisqu'ils sont déjà sourds ? » ironisait un médecin du travail. Mais le certificat de « non-contre-indication » a ceci de nouveau : il anticipe. En principe, le rôle du médecin du travail est de réduire le danger ou d'adapter le poste à un handicap. Désormais, la loi prévoit et organise l'éviction non du risque, mais du travailleur sur l'appréciation d'une sensibilité personnelle qui peut être l'âge, les antécédents familiaux, les habitudes de vie, les facteurs génétiques ou tout autre élément retenu par le praticien. Les médecins du travail, jugeant cet instrument de sélection extrêmement dangereux, se sont pourvus devant le Conseil d'État pour faire abroger cette disposition. Ils ont été déboutés.

Le Comité consultatif national d'éthique (CCNE) s'était déjà prononcé sur de semblables cas : « L'ignorance est rarement un facteur de liberté et la connaissance de sa susceptibilité à des affections évitables rend l'individu responsable d'en tirer les conséquences. Il est après tout admis par tous que c'est en assumant son destin que l'on peut exercer au mieux sa réelle liberté, qui sans cela ne serait que velléité. » Le comité conclut : « Le CCNE considère que les recherches scientifiques rigoureuses destinées à mettre en évidence les éventuels facteurs de prédisposition à des maladies sont nécessaires, ne serait-ce que dans l'intérêt des travailleurs. Bien évidemment, la société doit être extrêmement vigilante aux dérives. » Si les médecins du travail étaient appelés à effectuer ce type de sélection, ils tomberaient en principe sous le coup de la loi qui sanctionne la discrimination sur l'état de santé ou le handicap.

Définir les personnes jugées moins résistantes pour les écarter des postes dangereux diminuera peut-être le nombre de maladies professionnelles, qui occasionnent surcoûts et pertes de production. Pas en protégeant du casse-pipe, mais en y envoyant ceux qui sont jugés plus robustes, plus jeunes, ou sans fragilité génétique. Or, exposer quelqu'un à un produit cancérigène lui fait inévitablement courir un risque : le certificat de « non-contre-indication » ne protège personne du cancer. La louable volonté d'épargner les plus fragiles ne peut-elle se pervertir en darwinisme social ? Les candidats à l'embauche feraient l'objet d'une attention à double tranchant où le médecin du travail, chargé de la protection des personnes, pourrait se transformer en juge d'une adaptation psychosociale.

Actuellement, en France, 300 cas de cancers professionnels sont déclarés par an, pour 5 000 à 10 000 cas estimés. Ellen Imbernon, alors médecin du travail à la division épidémiologique du service général de médecine du travail d'EDF-GDF, expliquait que plus un cancer est fréquent et d'origines multiples, moins l'origine professionnelle est prise en compte. Car tout s'oppose à la déclaration de maladie professionnelle : la difficulté à prouver le lien avec l'activité, la nécessité que la maladie figure dans la liste des maladies professionnelles, les longues années qui ont transformé l'employé exposé en retraité qui ne se souvient plus, les obstacles administratifs où s'épuisent parfois les médecins mal formés à ces questions ou qui hésitent à se lancer dans de telles démarches... François Desriaux, président de l'Association nationale de défense des victimes de l'amiante, déclarait : « Les médecins considèrent qu'ils sont là pour soigner les gens, pas pour leur permettre de faire valoir leurs droits sociaux. » Ici, du moins, le problème a finalement été réglé, non en faisant respirer des fibres à ceux qui avaient les meilleurs poumons, mais en interdisant l'amiante.

Reconnaître la présence d'un gène favorisant certains cancers pose inévitablement la question de l'indemnisation de ce facteur irréductiblement individuel. Dans cette brèche, le rôle du gène devient l'objet d'un calcul. C. Vrousos, professeur de cancérologie-radiothérapie, regrette qu'on ne puisse discerner la responsabilité des différents facteurs de cancer tels que « l'âge, la sensibilité génomique aux radiations ionisantes, le tabac, les produits chimiques, l'amiante ou les facteurs héréditaires ». Il espère qu'un jour la science permettra de reconnaître la « signature » moléculaire des radiations ionisantes prouvant l'origine des cancers, et la détection des personnes plus sensibles aux radiations : en cas de crash, il faudra une boîte noire. L'objectif annoncé est de parvenir à une plus grande clarté, de faire enfin la part des choses : qui s'opposerait à cette recherche de la vérité ? Certainement pas les assureurs, qui ont besoin de savoir à quoi ils s'engagent. Et, si possible, d'éviter aussi bien les chauffards que les candidats « prédisposés » au cancer. Cette collusion entre la biotechnologie, le marché assurantiel et le système de santé est bien décrite par J.-P. Gaudillière [1] : aux États-Unis, rappelle-t-il, les nouveaux réseaux de soins, les HMO (Health Management Organization) sont à la fois assureurs et organisateurs des filières de soins. Leur double objectif est d'éviter les assurés trop malades et de sélectionner les partenaires (laboratoires, radiologistes…) les moins chers. L'assurance maladie fut un payeur aveugle, mais les assureurs privés, eux, exigeront une preuve avant d'indemniser les victimes. Différencier chaque facteur séparément devrait permettre de dédommager uniquement la part qui revient au travail. À terme, les primes pourront être établies « sur mesure », en fonction d'un risque mieux identifié.

Dans le même temps, les discussions sur l'avenir de la sécurité sociale avancent et les assurances complémentaires, qui se déclarent « partenaires à part entière », réclament à ce titre l'accès aux informations sur les malades. Jusqu'à présent, le secret médical est opposable aux compagnies d'assurances. Or, elles souhaitent « adapter leur offre », entendez par là : savoir qui elles assurent en recueillant les mêmes renseignements que les caisses d'assurance maladie. Pour lever cet obstacle, un rapport demandé par le ministre est rendu en juin 2003. Il note que la communication de données de santé est protégée par le droit au respect de la vie privée, garanti par la

1. *Cf.* J.-P. Dozon et D. Fassin (dir.), *Critique de la santé publique*, *op. cit.*

Constitution et la Convention européenne des droits de l'homme. Mais il remarque que l'accès aux soins est lui aussi protégé par la Constitution : ces deux exigences peuvent parfois être en concurrence. Quelques coups de canif au secret médical ont ainsi été justifiés par la nécessité de préserver l'équilibre financier de la sécurité sociale, par exemple lorsqu'il a été demandé aux médecins d'indiquer le motif des arrêts de travail. Les mêmes raisons permettront d'autoriser l'accès des assureurs aux données nominatives : il suffit que leur rôle soit défini par la loi ou partiellement financé par l'État et que la télétransmission nominative soit effectuée « avec le consentement de l'assuré, entouré de garanties appropriées [1] ». Dans la conclusion, le rapport conclut donc « qu'il peut être répondu positivement au ministre » sur la faisabilité juridique et technique d'un accès des assureurs complémentaires aux données de santé figurant sur les feuilles de soins électroniques… » L'échange de lettres entre la CNIL et les assureurs atteste que les orientations générales dégagées dans le rapport « recueillent un large accord [2] ».

La médecine prédictive est parfois la négation de la prévention puisqu'elle n'entend pas agir sur les

1. « Les règles juridiques applicables, les solutions envisageables et les garanties nécessaires à la télétransmission de données de santé nominatives par les professionnels de santé », chap. II dans C. Barbusiaux, *L'Accès des assureurs complémentaires aux données de santé des feuilles de soins électroniques*, mai 2003, rapport consultable sur www.sante.gouv.fr.

2. C. Barbusiaux, *op. cit.*, conclusion.

facteurs de risque, mais élargir la définition du handicap à des personnes qui ne se considéraient pas comme malades, trouver de nouvelles failles à l'échelle ultime de l'individu qui est renvoyé à son imperfection et, à terme, sera invité à prendre ses « responsabilités ». Quel assureur, en effet, acceptera de prendre en charge le cancer de la vessie d'un « prédisposé » qui aura travaillé dans une fabrique de colorants ? L'imprudent ne devra s'en prendre qu'à lui-même et l'assureur ne manquera pas de rappeler qu'il se décharge des risques encourus délibérément ou même dans l'ignorance. Dans cette logique de démarche assurantielle, où la raison d'être d'un assureur est d'anticiper, la médecine prédictive ne pourra que lui rendre d'insignes services.

Cette attitude est logique dans une perspective commerciale, mais elle est peu compatible avec l'intérêt des malades potentiels devenus, avec la médecine prédictive, des malades prochains, comme avec l'idée d'une société solidaire. Si la santé est notre bien le plus précieux, elle ne relève pas de l'avoir, comme une voiture ou une maison, mais de l'être. L'aspiration – ou le « droit » – à la santé ne peut être qu'un droit à se maintenir en vie dans des conditions qui respectent la dignité. Lorsque ce droit n'est plus garanti par la collectivité, il repose sur le sujet, et ce qu'il peut payer à un assureur. Cette sélection économique est sobrement appelée un « choix individuel ». Est-ce à des assureurs qu'il faut souhaiter confier demain notre santé ?

Le lobby du cancer

Dans nos démocraties marchandes, dès que des intérêts économiques sont en jeu, des lobbies entrent en scène, ou plutôt en coulisses. Pour influencer des prises de décisions aussi conformes que possible à leur intérêt personnel, ces groupes de pression disposent de multiples moyens. Ce qu'on nomme lobby est, ici comme ailleurs, une coalition de structures aux intérêts communs. Ce qu'on peut appeler le lobby du cancer réunit principalement des institutions médicales et des firmes pharmaceutiques, un complexe médico-industriel vendeur et fournisseur de soins qui prospère d'orienter la recherche, de développer et de commercialiser les médicaments, de fournir du matériel, des installations et des infrastructures. S'il est logique que les intéressés participent à la réflexion, on ne peut s'empêcher d'observer que l'ambition de plusieurs est non seulement de contrôler tout le système de santé, mais aussi la formation professionnelle, la recherche et l'information, et à leur avantage.

Un reste de pudeur empêche encore la France de mêler ouvertement l'argent et la santé publique, mais aux États-Unis, où plus personne ne s'indigne de voir des financements privés côtoyer l'intérêt général, ces pratiques n'ont rien de secret ni de honteux. C'est ainsi qu'une « marche sur Washington » organisée par le National Cancer Institute a été financièrement soutenue par l'industrie pharmaceutique américaine, qui entendait obtenir de l'argent du gouvernement tout en se donnant l'air de défendre une cause d'intérêt général.

Chez nous, où le sujet est plus sensible, personne n'a vraiment envie de « communiquer » sur le rôle des entreprises privées dans les prises de décision. En 1995, le professeur Jean-Pierre Bader, membre du conseil scientifique de l'Agence française du médicament, admettait « des liens d'intérêt avec les laboratoires Astra, Searle, Synthélabo, Roche, Beaufour, Yanouchi, Jouveinal Byk, etc. »[1]. L'Agence déclarait elle-même en 1996 : « La plupart des universitaires et médecins hospitaliers siégeant dans ces commissions collaborent occasionnellement ou régulièrement avec l'industrie pharmaceutique pour des recherches, des évaluations, des conseils. » Pour justifier ces liens, l'Agence explique « qu'il est impossible de se priver du concours des meilleurs experts en raison des liens qu'ils entretiennent avec l'industrie pharmaceutique. » Didier Tabuteau, son ancien directeur, explique que ces liens peuvent être financiers (contrats de recherche, prise en charge de frais de colloques), mais également ou même exclusivement intellectuels lorsqu'il s'agit de montrer son attachement ou sa reconnaissance à tel collègue ou à tel maître. « En réalité, écrit l'un des auteurs de *Qui dirige notre santé ?*, les experts sont captifs de l'industrie pharmaceutique avant même que le médicament soit au point. En effet, la recherche sur une

1. R. Lenglet, B. Topuz, *Des lobbies contre la santé*, p. 84, Syros, 1998.

maladie se développe à partir du moment où il y a de bonnes chances de voir exister un jour un médicament spécifique. Autrement dit, il y aura de l'argent pour la recherche si des profits peuvent être espérés à court ou moyen terme. Pour cela, il faut s'assurer du soutien des experts avant même que les médicaments soient en phase d'expérimentation. »

Le frottis cervico-vaginal, pratiqué chez les femmes de vingt à soixante-cinq ans, a permis de réduire le nombre de cas de cancers du col de l'utérus. Il est proposé au rythme d'un tous les deux ou trois ans. Le 3-4 mars 2002[1], les lecteurs du *Monde* apprenaient l'existence d'une technique « révolutionnaire » qui « améliore nettement » la qualité des frottis. Une nouvelle technique dite en couche mince diminuerait les faux diagnostics et détecterait les papillomavirus (HPV) responsables de cancers du col. Elle présente néanmoins la particularité d'être 10 % plus chère que la méthode classique. Comme aucune étude comparative indépendante n'a pu encore établir réellement la supériorité de la méthode dite révolutionnaire, une société américaine chargée de la promouvoir tente de l'imposer par un lobbying très offensif. Pour contourner certains médecins hospitaliers réticents à cautionner des études sur la nouvelle technique, dont ils contestent la méthodologie, on a vu par exemple l'entreprise s'adresser au directeur d'un hôpital pour tenter d'obtenir une signature engageant de fait les spécialistes. Le forcing, cette fois, échouera.

1. Régine Artois, « Dépister pour éradiquer le cancer du col de l'utérus ».

Par ailleurs, à force de répéter partout, et si possible dans la presse non spécialisée, que la méthode est « révolutionnaire », ce sont les patientes elles-mêmes qui en sont informées et qui la réclament au médecin. En France, c'est un grand quotidien qui s'est fait l'écho de cette campagne en publiant cet article. Les enjeux ne s'arrêtent d'ailleurs pas à la question du prix. L'homogénéisation internationale de la lecture des lames cytologiques et leur automatisation permettraient de brader le coût de l'analyse tout en se passant de médecins grâce à la « prestation transfrontalière » (entendons la sous-traitance aux pays du Sud), qui rend également possible la constitution de banques de cellules pour des applications issues des biotechnologies. C'est donc bien le marché de l'analyse qui se négocie. Si la technique de la couche mince a quelque chose de « révolutionnaire », c'est qu'elle vise au monopole dans la mise en ordre des services de santé.

Un autre exemple de lobbying en direction des patients a été donné en 1997 pour un médicament destiné à combattre le cancer de l'ovaire. Alors qu'un essai clinique n'avait pas été jugé concluant par les experts, le directeur du groupe intervint à la télévision pour expliquer qu'il fallait arrêter l'expérimentation au plus vite pour faire profiter les malades du nouveau médicament. Les associations de malades relayèrent aussitôt cette information en demandant au gouvernement d'accélérer les choses [1]. Le prestigieux *Lancet* s'émut de ces pressions exer-

1. *Des lobbies contre la santé*, *op. cit.*, p. 75.

cées pour influencer le résultat des essais. Mais il n'est pas rare que les malades se laissent manipuler. Le but des lobbies est de prendre place aussi bien dans les organes de contre-pouvoir que peuvent former les associations de patients que dans les organes de pouvoir.

Dans les pays dits développés, les producteurs de substances cancérigènes jouent un rôle majeur dans l'économie, et occupent souvent des postes sensibles. André Aschieri, après avoir enquêté sur la sécurité sanitaire environnementale, n'a pas caché l'ampleur du problème. « Les groupes d'intérêt industriel peuvent utiliser à peu près toutes les stratégies pour parvenir à leurs fins dans la mesure où, en France, le lobbying n'est pas réglementé », écrit-il [1]. Dès lors, tout peut se voir. Chercher à obtenir des confidences sur les prochaines « menaces » réglementaires est banal et de « bonne guerre », à ceci près que l'inégalité d'accès aux informations avec les associations est la règle… Cela ne peut manquer, à terme, de favoriser toujours les plus puissants, les plus rapides, les mieux organisés. « Il est regrettable que les dossiers proposés par les industriels soient trop souvent les seuls qui parviennent sur le bon bureau au bon moment ». Lorsque les études ont établi des liens entre les goudrons contenus dans la fumée du tabac et les cancers du poumon, les producteurs de cigarettes ont su s'organiser en

1. A. Aschieri, *op. cit.* L'auteur était alors député app. Verts de la 9e circonscription des Alpes-Maritimes.

lobby pour défendre leur profession, contourner les lois qui les gênent et, si possible, les empêcher. Le professeur Dubois explique[1] que les cigarettiers se livrent à une triple manipulation : expliquer que la nicotine n'est pas addictive ; déclarer qu'ils ne cherchent pas à recruter de nouveaux fumeurs, rémunérer des scientifiques renommés et plus crédibles pour contredire les thèses défavorables au tabac. Sur le premier point, l'accoutumance à la nicotine et la sensation de manque que produit le sevrage ont été décrites dès les années 60, et de façon très détaillée, par les producteurs eux-mêmes, car cette dépendance qui fidélise le client a des conséquences commerciales. Les producteurs s'inquiétaient en coulisses de ces résultats : s'ils étaient connus, la notion de dépendance pourrait contredire le « libre choix » des fumeurs. Philip Morris, dans une note interne, s'interroge : « Toute action de notre part, telle que la recherche sur la psychopharmacologie de la nicotine [...], pourrait être vue comme une reconnaissance implicite que la nicotine est une drogue. Une telle reconnaissance, d'après nos avocats, est inopportune[2]. » Les cigarettiers ont ajouté de l'ammoniaque, qui, en diminuant l'acidité de la fumée, augmente l'absorption de la nicotine dans le sang : grâce à cela, il est possible d'augmenter la dépendance sans afficher davantage de nicotine, ce qui permet de rassurer faussement les fumeurs... Sur le second point, comme l'explique le pneumo-

1. G. Dubois, *Le Rideau de fumée*, Seuil, 2003.
2. *Op. cit*, p. 106.

logue Jean Tredaniel : « L'industrie des cigarettes est la seule qui tue ses clients. Si elle veut se maintenir à flot, il lui faut recruter 60 000 nouveaux clients chaque année. Elle va les chercher chez les enfants et les adolescents qui souvent restent fidèles à la cigarette de leur initiation. » Elle doit nécessairement remplacer les fumeurs morts et en trouver de nouveaux, ce qu'elle a pu faire, auprès des jeunes notamment, par la distribution gratuite de cigarettes dans les boîtes de nuit, par les parrainages sportifs, ou encore par la publicité du cow-boy Malboro, « parfait symbole de l'indépendance et de l'individualisme »… Sur le troisième point, selon G. Dubois, le *Tobacco Institute* a versé 156 000 dollars à treize scientifiques pour contester le rapport 1993 de l'EPA donnant la fumée de tabac comme cancérigène de classe A et attribuant 20 % des cancers du poumon chez les non-fumeurs au tabagisme passif [1]. La contre-propagande est une méthode ancienne. C'est le directeur scientifique de l'Institut de recherche des producteurs de cigarettes, et un généticien des populations qui ont développé la thèse de « la prédisposition héréditaire » au cancer, pour contrebalancer celle du tabac [2]…

Claude Évin, un des rares ministres qui affronta le lobby et qui laissa son nom à une loi antitabac, a pu écrire : « Des intérêts divers, en particulier économiques, ont incontestablement freiné les avancées

1. G. Dubois, *op. cit.*, p. 205.
2. J.-P. Gaudillière, « Hérédité, risque et santé publique », dans J.-P. Dozon et D. Fassin (dir.), *Critique de la santé publique*, *op. cit.*

et certains projets se sont heurtés à des oppositions qui les ont atténués, détournés (et à ce sujet l'ingéniosité est très grande), voire anéantis. » Ainsi, les cinq « sages » chargés de proposer des mesures ont été présentés par les industriels comme des « ayatollahs » ou des « tristes sires ». La presse leur a emboîté le pas en parlant d'inquisition, d'atteinte aux libertés, de chasse aux sorcières. Car, très informée par les industriels, elle est aussi dépendante des budgets publicitaires des fabricants de cigarettes. Le fait que 2 Français sur 3 aient été favorables à une telle loi a permis de la maintenir. Mais les 50 millions de francs que l'État affectait à la lutte contre le tabagisme ne pouvaient lutter victorieusement contre les 72 millions dépensés par les industriels en publicités détournées. C'est ainsi que les chaussures de marche ou les voyages en terres lointaines ont soudain porté des noms de cigarettes. On comprendra mieux la complaisance des pouvoirs publics envers les producteurs en se rappelant que le tabac rapporte à l'État 11 milliards d'euros, quand ce ne sont pas, comme aux États-Unis, les cigarettiers qui financent les campagnes électorales, à charge de revanche.

Tandis que les cigarettiers regrettent la publicité directe, le nucléaire, lui, a toujours préféré la discrétion. L'Agence internationale de l'énergie atomique (AIEA) a été créée dans les années 50, en pleine euphorie nucléaire, à une époque où l'on proposait des sodas « atomiques » et des crèmes de beauté au radium. Son rôle est à la fois de promouvoir l'atome pour la paix, la prospérité et la santé publique, mais aussi d'effectuer une mission de contrôle et d'inspection, puisqu'il semble normal de confier aux pyromanes la lutte contre le feu. L'Agence est donc à la fois juge et partie. Depuis un accord de 1959, l'OMS doit « soumettre ses découvertes » à l'AIEA avant de pouvoir les publier [1], ainsi qu'un responsable de l'AIEA l'a rappelé à New York le 3 mai 2000, à l'occasion de l'examen du traité de non-prolifération. Pour faire bonne mesure, l'accord de 1995, article 3, déclare sans ambages : « L'OMS et l'AIEA reconnaissent qu'elles peuvent être appelées à prendre certaines mesures restrictives pour sauvegarder le caractère confidentiel de certains documents dont la divulgation compromettrait d'une manière quelconque la bonne marche des travaux. » Malgré l'abondance des « certains » et des « quelconque » qui devraient enrober les choses d'un flou artistique, nous voilà clairement renseignés. Et les traditions se maintiennent : en août 2003, un arrêté publié au *Journal officiel* interdit de parler de tout ce qui touche à la protection, à la surveillance et au transport des matières nucléaires [2].

L'industrie chimique se donne les gants de lutter contre la « chimiophobie », l'équivalent de ce que le professeur Tubiana, cancérologue et directeur honoraire de l'institut Gustave Roussy, appelle « une

1. Texte de l'accord sur le site : www.who.org, « documents fondamentaux », accord OMS/AIEA.

2. Arrêté du 9 juillet relatif à la protection du secret de la défense nationale dans le domaine de la protection et du contrôle des matières nucléaires. Publié au *J. O.* du 9 août 2003.

phobie irrationnelle ». Elle a pris pied dans l'Environmental Protection Agency, pour s'assurer qu'aucune mesure contraignante ne serait prise par cet organisme. Cette méthode a fait et fait encore ses preuves, en France comme en Europe. Le 7 mai 2003, l'industrie chimique a obtenu de la Commission européenne un délai de huit semaines « pour consultation préalable à l'adoption du projet de loi sur le test de 27 000 substances chimiques ». Ces tests obligeaient les entreprises à évaluer les risques de leurs produits et à garantir leur innocuité… Le nouveau délai permet de reporter l'examen de la loi après les élections européennes de 2004, où l'arrivée de nouveaux États-membres, notamment d'Europe de l'Est, modifiera probablement le rapport de forces et la perception des priorités. Dans le bras de fer qui oppose la santé à la chimie, c'est encore une fois la santé qui a perdu.

Le 20 septembre 2003, J. Chirac, T. Blair et G. Schröder, agissant en véritables porte-parole du lobby, écrivaient au président de la Commission européenne pour se dire « préoccupés » par le projet REACH, qui vise à passer au crible des tests de toxicité les 30 000 substances sur le marché (100 000 en comptant les intermédiaires et les polymères). « Nous estimons que la procédure d'enregistrement envisagée sera trop bureaucratique et inutilement compliquée. » Le lobby chimique avance sans complexe une perte de 50 milliards d'euros et de 360 000 emplois, alors que l'évaluation, selon les associations, ne devrait pas dépasser 0,1 % du chiffre d'affaires, soit 3,7 milliards d'euros. Quant aux emplois perdus par la chimie, même en accréditant cette cynique fiction, personne ne s'est-il jamais demandé combien la généralisation des tests créerait d'emplois ou éviterait de cancers, d'infertilités et de maladies chroniques ?

Chaque produit cancérogène dispose de son groupe de pression. Le toxicologue Henri Pézerat fut l'un des premiers à dénoncer les lobbies de « l'or blanc ». « En 1982, les industriels créent et financent le Comité permanent amiante (CPA), dont la stratégie est de contrôler le discours scientifique en insinuant le doute sur l'importance du risque », explique-t-il. L'objectif est alors de convaincre qu'il ne saurait y avoir de progrès sans produits dangereux, de même qu'on ne fait pas d'omelette sans casser des œufs. Au CPA, aujourd'hui disparu, chargé de protéger les intérêts de l'industrie française, étaient également confiées l'information et la prévention, ce qui reviendrait encore une fois à charger la Seita de la lutte contre le tabac ou Marc Dutroux de la protection de l'enfance. Le CPA réunissait des industriels, des hauts fonctionnaires de nombreux ministères (Santé, Environnement, Industrie, Travail, Logement, Transports), des syndicalistes et des médecins, considérés comme les meilleurs experts dans ce domaine. Le principal argument du CPA était que l'amiante n'est dangereux que lorsqu'il est utilisé sans précaution. Les syndicats, dans leur souci de préserver l'emploi, n'ont pas toujours pris la mesure de la situation.

En France, ce fut un des exemples les plus marquants de lobbying. André Aschieri décrit comment les recherches sur la nocivité des substances nouvelles sont menées par les industriels eux-mêmes et non par les pouvoirs publics ou par des organismes indépendants. En 1978, écrit-il, la Direction générale de la santé disposait déjà d'un registre des mésothéliomes mettant clairement en évidence un nombre élevé de victimes dans les métiers du bâtiment, de la construction navale, de la métallurgie, ou liés au bricolage et à certains appareils ménagers, dans tous les cas en rapport avec l'amiante [1]. Que fallait-il de plus pour réagir ? C'est le ministère du Travail lui-même, plus exactement la Direction des Relations au travail, qui aurait enlisé les processus de décision, selon l'ancien député. « Les industriels y sont très influents, faisant parfois nommer leurs propres cadres à la direction des services administratifs et trouvant toujours une oreille très attentive dans les cabinets ministériels », explique-t-il. Si ces pratiques sont courantes, elles ne sont pas toujours aussi transparentes chez nous qu'aux États-Unis, où G.W. Bush a nommé en toute simplicité Linda Fisher, dirigeante de Monsanto, administratrice adjointe de l'Agence de protection de l'environnement. A-t-on jamais vu un producteur déclarer : « Le produit que nous fabriquons est dangereux et devrait être interdit » ?

« Sous la pression de l'opinion », comme dit le lobby, l'amiante, on l'a vu, a été interdit en France

1. J. Bignon et al., « Registre français des mésothéliomes », *Revue française des maladies respiratoires*, 1979, vol. 7 ; cité par A. Aschieri, *op. cit.*

en 1997, cinq ans après la directive 91632 qui l'interdit en Europe. La production est désormais réservée aux pays dits « en développement », attendu que « la pression de l'opinion » y est moins sensible. Lorsque la France a renoncé à l'amiante, le Canada, gros producteur, l'a attaquée devant l'OMC (Organisation mondiale du commerce) pour obstacle au commerce. Pour cette fois, il a perdu.

La faiblesse de la santé publique est confirmée une fois de plus par le rapport de l'Igas : « Les spécialistes de santé publique sont de plus en plus rares, les travaux scientifiques incontestables font défaut, dans un champ où ils sont indispensables pour surmonter les intérêts industriels, et quelquefois le conservatisme syndical. Le retard de la réaction vis-à-vis de l'amiante s'explique en partie par le fait qu'il y avait très peu de chercheurs capables de faire face aux industriels [1]. »

On aura une idée du travail qui s'accomplit auprès des autorités en visitant le site de l'Association française de conseil en lobbying (AFCL [2]), qui intervient pour expliquer et faire valoir les intérêts des entreprises. Les adhérents de l'AFCL dirigent des sociétés de conseil. Une charte définit l'activité du lobbyiste : il exerce une profession libérale et indépendante, dont l'exercice est strictement incompatible avec tout mandat politique électif national ou européen. Jean-Pierre Hulot, adhérent à l'AFCL

1. Igas, Rapport annuel 2003, « Santé, pour une politique de prévention durable. », p. 172.

2. Les informations qui suivent viennent du site www.afcl.net.

depuis 1992, est PDG de Communications économiques et sociales qui compte parmi ses clients l'Association française des industries du cadmium (AFIC), l'Association des laboratoires indépendants, l'Association des industries du plomb (AIP), la Fédération de la plasturgie, Gaz de France, Pechiney (Aluminium), la Fédération des cristalleries, le syndicat des producteurs de tube en PVC. Thierry Lefébure, président d'honneur de l'AFCL, est un ancien membre de cabinets ministériels (Justice, Commerce extérieur, Économie et finances) ; son cabinet TL&A compte parmi ses clients des industriels de l'armement, de l'énergie, des télécommunication, de la santé, des finances…[1] Quant à Interel, dirigé par Florence Maisel-Mouterde, il met en œuvre des stratégies de lobbying adaptées visant « soit au service d'un objectif précis (modification d'une réglementation, adoption d'un amendement, autorisation d'un produit), soit la création d'un environnement favorable pour l'entreprise (… nouvelles technologies, nouveaux produits). Le nom de ses clients est confidentiel : ce sont « multinationales de l'aéronautique, de l'agroalimentaire, des biotechnologies, de la chimie, de l'énergie, des loisirs, de la santé, de l'automobile »… Interel, écrivent Roger Lenglet et Bernard Topuz[2], a déployé tout son savoir-faire pour obtenir l'autorisation des plantes transgéniques, l'abro-

1. Framatome, EDF, Elf… (cités par Roger Lenglet et Bernard Topuz).
2. *Des Lobbies contre la santé*, *op. cit.*, p. 177.

gation de la loi interdisant le sucre de synthèse, ainsi que la mise en échec de projets de loi imposant la divulgation du secret de fabrication dans l'agroalimentaire.

Il est bien des façons de garder la main. En 1993, Pechiney sollicite l'INRS à la demande des représentants du personnel de l'usine de Saint-Jean-de-Maurienne, qui s'inquiètent d'un nombre plus élevé de décès par cancers broncho-pulmonaires ou cancers de la vessie parmi les ouvriers des usines françaises d'aluminium. Les premiers résultats sont transmis en janvier 1998 au directeur des études et recherches et à son adjoint qui note : « À contrôler. Attention compte tenu de l'enjeu : Alzheimer et aluminium. » L'étude est finalement présentée en avril 1998 devant la commission scientifique. Les résultats rapportent des cas de démence, de maladie d'Alzheimer, de cancers de la vessie plus fréquents. Faute d'effectifs suffisants, ces excès ne sont pas statistiquement significatifs, et les auteurs proposent de les vérifier en poursuivant les investigations. La question des indemnisations ne manquera pas de se poser. Le rapporteur de l'étude, médecin-conseil de Pechiney, dénonce aussitôt en termes vifs les conclusions des chercheurs. À l'issue de la réunion, la commission scientifique de l'INRS conclut « qu'il ne paraît pas souhaitable de poursuivre cette enquête ». L'adjoint du directeur des études, qui a fait supprimer les passages sur la maladie d'Alzheimer et sur les cancers de la vessie, expliquera par la suite « avoir procédé à une réécriture très partielle de la fiche d'études, mais seulement sur la forme[1] »… À la suite de protestations au comité d'établissement et d'articles critiques dans la presse, le conseil d'administration de l'INRS demandera une nouvelle étude. Mais il semble bien que l'enquête ne sera jamais « élargie ».

L'État est garant de la santé publique lorsque celle-ci est en contradiction avec les intérêts particuliers. Mais il se montre souvent bien en peine d'accomplir sa mission. Le cas des nitrates est presque caricatural. Contre sa propre loi, il finance les pratiques polluantes, soutient l'extension des élevages intensifs, y compris ceux d'éleveurs déjà en infraction. Toute demande d'extension est généralement accordée par dérogation à la préfecture où siègent, outre les fonctionnaires territoriaux, les représentants des chambres d'agriculture. En Bretagne, surgit en 1992 un « institut de l'environnement » étrangement constitué par des éleveurs de porcs et de volailles, des charcutiers et des coopératives agroalimentaires : Bernard Salaison, les Établissements Besnier, la société Doux, plusieurs fois condamnée pour pollution de cours d'eau, et quelques autres. On ne sera donc pas surpris qu'il publie un ouvrage affirmant : « Les nitrates dans l'environnement, qu'ils viennent des fruits ou de l'eau de consommation, sont sans aucun danger. » C'est là une façon particulièrement simple de régler le problème. Son auteur, le docteur Jean-Louis L'Hiron-

1. Rapport Igas 1999 n° 1999062, *Contrôle du fonctionnement de l'Institut national de recherche et de sécurité pour la prévention des accidents du travail et des maladies professionnelles,* rapport définitif.

del, reprenant les travaux de son père, pédiatre, attaquait en vrac non seulement les associations de protection mais aussi l'OMS et la Commission européenne. Les nitrates, selon eux, protègent du cancer, et aussi des maladies cardio-vasculaires, tout en facilitant la digestion [1]. Encore un effort, et on cherchera à s'en procurer en pharmacie.

Sous-estimer le risque ou le nier

Dans l'évaluation des risques ou dans la polémique qu'ils suscitent, chacun s'abrite nécessairement derrière des chiffres, différents ou différemment interprétés, brandit des analyses sans réplique, comme si le discours sur la santé en général et sur le cancer en particulier n'avait de légitimité que quantitative, comme s'il était réductible à une densité ou à un pourcentage, comme si les fondements mêmes du sujet étaient une donnée objective, donc incontestable. Or, les références sont sujettes à caution, et la façon même de les obtenir se prête bien souvent à l'interprétation, voire à la manipulation. Non seulement on peut faire dire aux chiffres ce qu'on veut, mais on n'obtient également que ce qu'on cherche, ou ce que l'on peut concevoir : ce qui peut apparaître comme une déformation ne relève pas forcément de la mauvaise foi, mais plus simplement du conformisme ou de la conviction. Pour toutes ces raisons, il

1. J. et J.-L. L'Hirondel, *Les Nitrates et l'homme. Le Mythe de leur toxicité*. Institut de l'environnement, 1996.

n'est pas inutile de considérer un instant les méthodes de calcul ou d'évaluation.

Parmi les disciplines qui s'intéressent aux liens entre santé et environnement, la toxicologie étudie le métabolisme et l'effet des poisons. Une substance qui provoque un cancer chez l'animal de laboratoire ne sera pas toujours dangereuse, mais, comme il est impensable d'effectuer des essais sur l'homme, les tests toxicologiques constituent la seule étape requise avant la mise sur le marché. Ensuite, c'est l'épidémiologiste qui constatera les effets les plus visibles une ou deux générations plus tard, le temps que les tumeurs s'épanouissent, pour peu qu'il y ait des chercheurs pour s'y intéresser et qu'ils parviennent à trouver des crédits.

Il faut donc bien convenir que les tests toxicologiques sont imparfaits, puisqu'ils ne permettent pas d'extrapoler ce qui est observé sur une souris ou une cellule. Ils se prêtent donc à toutes les interprétations. Claude Reiss, biologiste et ancien directeur de recherche au CNRS, explique : « Si vous me donnez un certain produit et que vous me demandez : “Ce médicament est-il carcinogène ?”, j'irai le tester sur une souche de souris, qui se cancérise très facilement, je leur donnerai un régime très riche et je conclurai donc que ce produit est très carcinogène. Mais si c'est le résultat opposé qui vous convient, je choisirai une autre souche, qui est 100 fois moins susceptible de développer des cancers que la précédente, je la mettrai en régime pauvre, et votre produit aura tout juste le bruit de fond de la cancérogénicité des souris, disons 1 sur 10 ou 20. Si bien que vous pouvez choisir une espèce donnée et, en utilisant cette espèce, une souche donnée avec un régime choisi, qui vous permet d'obtenir la réponse que vous souhaitez [1]. »

En toxicologie, il faut non seulement savoir où regarder, mais aussi obtenir les moyens pour l'expertise de terrain. Henri Pézerat [2], appelé sur le site pollué d'une usine d'armement en Sologne, eut la surprise d'apprendre que le sol était tellement pollué par le trichloréthylène que l'eau des éviers en contenait – chiffre énorme – jusqu'à 45 mg par litre. De surcroît, on ne s'était pas soucié des produits de dégradation de ce solvant, dont le plus dangereux est un gaz cancérigène, le chlorure de vinyle… Lorsque, à propos d'une épidémie de cancer du rein dans une usine il se tourna vers le Circ, centre de référence, pour effectuer des tests toxicologiques, on lui répondit que la personne chargée de ces travaux jusqu'alors n'était plus là. Paolo Boffetta, responsable de la division épidémiologique au Circ, nous a confirmé qu'il n'y avait en effet plus de toxicologue au Circ. « Le conseil scientifique a fixé d'autres lignes de priorité depuis dix ans, et l'abandon du volet toxicologie a conduit à ne pas remplacer les postes après les départs à la retraite… mais il reste la recherche fondamentale sur des modèles animaux et la toxicologie moléculaire où l'on observe les effets cellulaires à des expositions spécifiques : tabac,

1. Entretien avec les auteurs.
2. Entretien avec les auteurs.

aflatoxines, des facteurs professionnels[1]. » S'il devient de plus en plus difficile de conduire des missions d'expertise, il semble que le principal obstacle tienne moins à la limite de la discipline qu'aux moyens qu'on lui alloue. De l'aveu même des chercheurs, la toxicologie ne peut que gêner les producteurs de poisons divers. Est-ce pour cela que cette discipline est sinistrée ? Tous les procédés sont utilisés pour démembrer les équipes : ne pas remplacer un départ à la retraite, nommer un collaborateur de valeur dans une unité éloignée, détourner les affectations de crédits sur d'autres thèmes de recherche. En quelques années, la toxicologie s'est appauvrie au point que l'Académie des sciences elle-même s'en est émue. « Il n'y a plus d'experts français dans les réunions internationales », nous précise Maurice Rabache[2]. Le rapport de l'Inspection générale des Affaires sociales 2003 décrit sans ambiguïté la situation : « Du point de vue de la santé publique, la situation de la recherche apparaît critique. L'absence de stratégie, le nombre restreint d'équipes de recherche, des moyens chiches ont fini par provoquer diverses carences que la littérature internationale ne peut pas toujours combler, et par engendrer une forme d'incurie dans l'organisation et l'animation de plusieurs dispositifs de surveillance et d'alerte. [...] Des pans importants du risque toxicologique restent ignorés. Malgré cela, aucune recherche d'envergure n'est engagée en France. »

1. Entretien avec les auteurs.
2. Entretien avec les auteurs.

L'épidémiologie étudie la santé à l'échelle des populations. Elle seule peut compléter les données issues des études toxicologiques pour signaler les cancers induits chez l'homme. Pour cela, il lui faut procéder par des comparaisons de groupes « exposés » à d'autres jugés moins exposés, de malades à des non-malades, ou encore observer des populations, des « cohortes », sur de longues années et rechercher pourquoi certaines personnes développent une tumeur et d'autres non. C'est en observant les médecins britanniques pendant plusieurs décennies que Doll et Hill ont mis en évidence le rôle du tabac sur le cancer du poumon, relation vigoureusement démentie alors. Dans une maladie comme le cancer, les résultats incontestables sont rares, d'une part parce que le processus de cancérisation est long, d'autre part parce que, faute de vivre sous cloche, tout le monde est soumis à de nombreux facteurs cancérigènes qui brouillent les pistes des enquêtes. Les travaux comparent d'ailleurs le taux de cancer dans une population exposée à un taux dit « attendu » dans la population générale, terme terrible qui, mieux que n'importe quel discours, accrédite ce qu'on appelle un bruit de fond et banalise un mal qui n'épargne plus personne. Faute de disposer d'un groupe témoin idéal, indemne de toute exposition, on peine à incriminer un facteur particulier quand plusieurs sont probablement en cause, comme à prendre en compte des facteurs environnementaux d'autant moins significatifs qu'ils affectent un plus grand nombre et qu'ils participent à la cancérisation ordinaire. Les industriels exigent qu'on prouve la toxicité de leurs produits avant toute réglementation, ce qui revient à appliquer le principe du droit pénal aux substances, présumées innocentes tant que leur culpabilité n'a pas été prouvée. Si l'ensemble des écosystèmes est contaminé, il devient impossible d'isoler la responsabilité propre de l'une d'entre elles : l'exemple des PCB n'est pas un cas isolé. Si l'épidémiologie décrit des relations avec certains cancers, la charge de la preuve lui échappe presque toujours.

Les chiffres, dit-on, sont têtus, ce qui ne les empêche pas d'être interprétables à loisir. Lorsqu'une association s'inquiète de compter plusieurs malades dans un village, on lui répondra toujours que ces chiffres doivent être ramenés à leur juste proportion, qu'on les mesurera à l'échelle du département ou de la région, ce qui ramènera bien à propos le nombre obtenu à un taux non significatif et les variations locales au hasard. Il ne s'agit pas de récuser la nécessité d'une analyse rigoureuse. Mais le zèle méthodologique semble parfois habiller des priorités et des enjeux bien éloignés de la santé publique.

À Vincennes, 6 cancers d'enfants de moins de cinq ans se sont déclarés entre 1995 et 2001 dans une école maternelle construite sur la friche d'un ancien site industriel Kodak, fermé en 1986. Pour étudier le phénomène, on a commencé par tous les enfants de deux à quinze ans ayant fréquenté l'école, bien que ce type de cancers survienne habituellement avant six ans. On a comparé ensuite le nombre de cas survenus au nombre attendu. Malgré cette dilution, on trouve 7 fois plus de cancers à Vincennes[1]. Mais, comme cet excès est observé *a posteriori*, les experts estimeront ne pas pouvoir le tester statistiquement pour déterminer s'il est dû au hasard. On ne peut donc pas formellement affirmer que l'excès de cas, au sens que lui donnent les épidémiologistes, est bien réel. Le rapport annuel de l'Institut de veille sanitaire titrera donc en 2002 : « *Suspicion*[2] d'agrégat de cancers pédiatriques ». Comme un problème qui n'est pas posé ne justifie aucune mesure de sécurité, l'école a été fermée, selon l'explication officielle, pour « protéger les enfants de la pression médiatique[3] ». Cet excès de cancers n'est donc toujours qu'une hypothèse, mais n'en a pas moins mobilisé des moyens d'investigation exceptionnels et quelques-uns des meilleurs épidémiologistes français. Parallèlement à leurs recherches, une enquête environnementale a été conduite : elle n'a trouvé aucun élément susceptible d'expliquer les cancers survenus dans ce quartier de Vincennes. Pourtant, les contre-expertises menées par le Collectif Vigilance Franklin[4] posent des questions troublantes. Pourquoi procéder aux analyses d'eau potable après une purge de 30 litres, alors que les transferts de toxiques sont plus visibles le matin ? Pourquoi

1. *Analyse d'un agrégat de cas de cancers dans l'école Franklin Roosevelt de Vincennes*, synthèse du rapport final des investigations épidémiologiques Inserm-InVS, juin 2002.
2. C'est nous qui soulignons.
3. Rapport annuel InVS, 2002.
4. http://vigilancefranklin.ifrance.com

l'étude détaillée des risques a-t-elle ignoré certaines zones sensibles ou des preuves de la présence de chlorure de vinyle dans l'air de certains sous-sols, pourquoi encore comparer des *moyennes* par quartier ? Enfin, et surtout, a-t-on vraiment tiré toutes les leçons sur la nécessaire indépendance des experts en demandant les études environnementales à Kodak ? Lors des journées scientifiques de l'InVS le 3 décembre 2003, le nouveau directeur général de la Santé, William Dab, a salué le travail « considérable » effectué à Vincennes, avant de remarquer sobrement : « L'analyse des *clusters* doit être améliorée. » L'école a été réouverte début 2004.

Il n'est pas rare qu'on mêle les risques les plus élevés aux plus faibles, ce que Viel appelle « l'augmentation du bruit de fond ». Un des procédés consiste à ne mesurer le taux de pollution d'une rivière contaminée que lorsque celle-ci a mêlé ses eaux à celles d'un autre cours. « En cas de dépassement du seuil légal de nitrates dans l'eau potable, écrit Jean-François Viel, plutôt que de limiter les apports en nitrates ou de dénitrater l'eau à destination de la consommation humaine, on préfère mélanger les eaux de deux réseaux d'adduction différents. » La dilution peut donc ici être comprise au sens propre. Ajoutons par ailleurs pour illustrer l'utilisation du procédé que les « experts » chargés de mesurer le bruit des avions qui décollent au-dessus des agglomérations établissent une moyenne entre les moments où un avion décolle et ceux où il ne décolle pas ! Dans la quasi-totalité des cas, on demande des études supplémentaires, et encore d'autres études avant de prendre une décision, afin de remettre celle-ci à plus tard ou à jamais, et de gagner du temps : « améliorer la méthodologie statistique des études épidémiologiques », « éclaircir la notion de décès prématuré », « attendre le résultat des études pour procéder à une révision », etc.

Pour répondre aux questions et aux attentes concernant les conséquences sur la santé du travail dans les centrales nucléaires, le Circ conduit une enquête épidémiologique de grande envergure qui permettra de faire le point sur cette question. L'échantillon visé par cette étude impose le respect : 500 000 personnes. Comment se montrer plus sérieux et plus exhaustif, comment mieux assurer aux calculs statistiques la puissance nécessaire et appeler les moyens qu'ils réclament ? L'effet d'annonce est perceptible : couper court à la polémique déjà sans voix face à des travaux si imposants qu'ils en deviennent incontestables. Et pourtant, dans cette enquête internationale, l'échantillon français n'a-t-il pas exclu les entreprises de moins de 50 salariés, lesquelles emploient généralement les travailleurs les plus exposés ? Les postes d'EDF dits « importants pour la sûreté » délèguent à la sous-traitance les tâches les plus dangereuses, mais sont intégrés au même titre, et dès lors le poids des « statutaires », mieux protégés, viendra bien à propos noyer les cas problématiques dans la masse des profils étudiés. N'a-t-on pas les moyens de faire autrement ? Les conclusions rappelleront-elles l'importance de ces « biais », source d'erreurs bien connue des épidémiologistes ? Et si au bout du compte les résultats sont « rassurants », seront-ils des arguments solides dans le nécessaire débat sur les choix énergétiques du pays ?

L'épidémiologiste n'est pas responsable de l'absence de données pour répondre aux questions qui lui sont posées. Mais ne doit-il pas faire savoir s'il n'a pas toujours les bons éléments pour se prononcer utilement, s'il se heurte aux limites de sa discipline ? Ne doit-il pas insister pour expliquer que l'absence de résultats ne prouve pas l'absence de risque, mais bien souvent l'impossibilité de les mettre en évidence ? Faute de cette mise au point, l'accumulation de rapports contradictoires laisse croire au plus grand nombre que sur les questions complexes les avis sont partagés, que la « communauté scientifique » maîtrise la situation, et que l'ignorance des profanes est si grande qu'ils seraient bien inspirés de ne pas s'en mêler.

Les protocoles de recherche se prêtent eux aussi à la subjectivité de l'opérateur ou aux enjeux des résultats. Il est toujours possible de choisir un indicateur peu sensible, par exemple la *mortalité* par cancer, ou de diluer le risque à observer. L'utilisation systématique des taux *standardisés* sur l'âge mérite aussi quelques commentaires. Se référer à une structure de population standard, la « population type », permet de faire des rapprochements qui n'auraient, sinon, aucun sens, et sans lesquels il serait par exemple absurde de comparer la mortalité par cancer en France et au Burkina Faso. Grâce à l'ajustement sur l'âge[1], on peut plus facilement faire la part des choses et se dégager de ce facteur très lié au cancer. Mais, en occultant l'âge, on se prive aussi de tout ce qui lui est intimement lié, comme le temps d'exposition aux cancérigènes… Pour nos données nationales, le recours exclusif aux taux standardisés permet de dire que *si* la population française était restée la même, la mortalité par cancer *aurait* diminué de 0,4 % en vingt ans. Or, comme on l'a vu, elle a augmenté de 20 %. Les taux standardisés invitent à faire « comme si » la population n'avait pas vieilli et « comme si » l'âge était un facteur indépendant, ce qui, on le sait, n'est pas le cas. Et pourquoi ne pas faire les calculs avec la même proportion de fumeurs, d'obèses, de migrants, moins d'expositions solaires… ? Il ne faudra pas se laisser abuser par les taux standardisés, qui, à eux seuls, ne rendent pas compte du fardeau réel que fait peser la maladie, ni de l'impact de facteurs qui, on l'a vu, ne sont pas dus au hasard.

Les gouvernements successifs, de droite ou de gauche, peuvent s'appuyer sur les avis d'organismes au nom prestigieux : l'Académie des sciences et l'Académie de médecine. Ces deux institutions soutiennent d'une manière générale tout ce que le discours appelle en vrac « le progrès ». C'est ainsi que l'Académie de médecine annoncé à propos des OGM : « L'exigence de l'étiquetage total et

1. On choisit pour cela une population de référence qui peut être celle du pays à une date donnée, de la population mondiale…

de la traçabilité peut très bien se traduire par des conséquences commerciales désastreuses[1]. » Notons encore que l'Académie de médecine estime que le principe de précaution constitue « une pression dangereuse sur la décision politique », « un obstacle à la démarche scientifique et aux innovations technologiques », « une porte ouverte à la manipulation[2] ».

Un des soucis récurrents des Académies est surtout que la France rattrape son « retard » dans la concurrence mondiale. Leur principale mission semble être de répéter que ce qui nous inquiète ne doit pas faire d'ombre à notre compétitivité nationale. Les questions les plus complexes sont ramenées à la plus grande simplicité. On se souvient qu'en 1996 un rapport minimisant les dangers de l'amiante fut adopté à l'unanimité par les académiciens[3], qui semblent poursuivre la tradition française où la santé publique n'est défendue par personne, même pas par ceux supposés la représenter, comme en 1985 lorsque le ministère de la Santé se fit l'avocat des industriels pour défendre en premier lieu la prospérité de l'Institut Pasteur face au concurrent de tests américain Abott. « Le dépistage n'est toujours pas perçu comme une urgence sanitaire, mais bien comme un enjeu industriel », écrivit à ce sujet Aquilino Morelle. C'est ainsi que la France a été 6 fois plus touchée que les autres pays européens par les

1. *OGM et santé*, séance de l'Académie de médecine, 26 novembre 2002.

2. Académie de médecine, n° 187, 11 février 2003.

3. *Bulletin de l'Académie nationale de médecine*, tome 180, n° 4-16, 23, 30 avril 1996.

contaminations transfusionnelles[1]. Quinze ans après l'affaire du sang contaminé, les instances chargées d'éclairer les décisions de santé publique avancent toujours des arguments qui ne relèvent ni de leur compétence ni de leur mission.

À propos de la vache folle, le professeur Tubiana considère par exemple, dans *L'Éducation et la vie*[2], que « rien en biologie ne contre-indique l'ingestion de protéines animales par un herbivore, ou de protéines végétales par un carnivore. » En conclusion : « Il faut veiller à ne pas encourager des craintes irrationnelles car celles-ci peuvent être aussi dangereuses ou plus que la pollution industrielle[3]. »

Ces exemples, entre tant d'autres, viennent rappeler que les sources officielles ne sont en rien objectives ou neutres, qu'elles défendent souvent une idéologie ou un type de société et que leur habillage en données scientifiques ne les exonère pas des préjugés de leurs auteurs. Personne n'est à l'abri de sa propre lecture des événements, et ceux qui affirment le plus haut leur objectivité absolue sont sans doute ceux qui trahissent le mieux leur tentation autoritaire. Cette position n'est d'ailleurs choquante que lorsqu'elle se donne pour incontestable. Voilà bien deux siècles et demi que s'opposent deux façons au moins de voir le monde : d'un côté, on

1. Le nombre de cas de sida post-transfusionnels était de 1 498 en France, pour 1 664 dans les 12 pays de la CEE. A. Morelle, *La Défaite de la santé publique*, Flammarion, 1996.

2. Odile Jacob, 1999.

3. M. Tubiana, *La Lumière dans l'ombre. Le Cancer hier et demain*, Odile Jacob.

ne prend en compte que l'individu, dans la conquête ou dans la défaillance, seul responsable de ce qui lui arrive, avec ses comportements à risque et ses « susceptibilités génétiques ». Le remède consiste à éduquer les particuliers, corriger leurs mauvais comportements, éventuellement réparer leurs défaillances. La maladie est ainsi devenue un phénomène intrinsèque, le dernier degré de la solitude. De l'autre côté, on considère que les individus appartiennent à un milieu qui les dépasse et qui les détermine en grande partie : culturel, social ou environnemental, et que les solutions ne peuvent être que globales. Il faut tout de même accorder bien peu d'intérêt aux phénomènes de société pour ne pas voir que l'alcoolisme n'est sans doute pas un choix de vie et que le tabac, l'alcool ou la « malbouffe » sont pour une grande part socialement déterminés. Il suffit pour s'en convaincre d'observer la répartition de l'alcoolisme, du tabagisme ou de l'obésité selon les classes sociales.

Il y a donc ceux qui veulent corriger l'homme et ceux qui veulent interroger la société, ceux qui cherchent à s'enfoncer dans les gènes d'un seul et ceux qui tentent de survoler la civilisation de tous. L'alternative peut prêter au débat ; mais réaffirmer aujourd'hui que le cancer est principalement une maladie environnementale ou de civilisation est bel et bien une position politique. Les exemples ne manquent pas de prosélytes accrochés à leur modèle et qui, devant les erreurs, les dégâts ou ce qu'ils appellent une dérive, préfèrent penser que les mises en œuvre ont manqué d'efficacité ou de rapidité, mais que le système défaillant reste fondamentalement bon. Face à l'ampleur du sujet comme de la menace, l'État ne peut manquer d'affirmer sa prise de conscience et l'excellence de ses efforts. Son premier objectif consiste à rassurer la population en minimisant le danger et à présenter son action sous le meilleur jour, ce à quoi il ne semble pas qu'il ait une seule fois failli, même dans les cas d'incurie les plus criants. Si on admet que la science n'a pas réponse à tout et que chaque discipline a ses limites, il faut se souvenir aussi que la plus efficace stratégie pour ne pas voir consiste à ne pas regarder.

Les causes du cancer sont difficiles à mettre en évidence. Les partisans du *statu quo* ne manquent évidemment pas d'utiliser ces incertitudes ou ces longueurs pour gagner du temps ou pour nier les risques. S'il a fallu plus de trente ans, en France, pour interdire l'amiante malgré l'accumulation de preuves irréfutables, combien en faudra-t-il pour supprimer les substances suspectes que produisent de bien plus puissantes industries ? Attendre ou exiger des preuves « scientifiques » pour agir semble une attitude responsable et rigoureuse. Or, ce n'est parfois que le masque de la faiblesse ou du calcul.

Du danger d'être hérétique

Le discours sur les sujets comme le cancer, la génétique, le nucléaire ou la science en général n'est jamais très éloigné du jugement idéologique, ainsi qu'on le constate facilement en lisant les ouvrages de vulgarisation des porte-parole du discours canonique tenu par les institutions, les académies, les universités, les mandarins et les médias. Ceux qui contestent les thèses officielles y sont généralement marginalisés ou accusés de tenir un langage non scientifique, quand ils ne sont pas diabolisés comme « adeptes d'une nouvelle religion séculière ». Mais s'ils avaient raison, l'évidence ne s'imposerait-elle pas à tous ? Puisque la plupart des scientifiques ne semblent pas inquiets, ne faut-il pas faire confiance à leurs analyses, s'en remettre à leurs conclusions ?

Pour mieux s'y retrouver, il n'est pas inutile de rappeler qu'en France, comme dans la plupart des pays du monde, les pouvoirs publics, de droite ou de gauche, démocratiques ou non, s'appliquent en général à ne pas affoler, à dissoudre les responsabilités ou à protéger des intérêts industriels. C'est pourquoi toute personne, tout savant qui donne l'alerte doit être écarté pour ne pas nuire à la politique, à l'économie ou à la paix sociale.

Depuis Tchernobyl, dans le domaine nucléaire, il est plus dangereux de dire la vérité que de mentir ou de se taire. Le professeur Youri Bandajevsky l'a appris ou vérifié à ses dépens. À trente-trois ans, il prend la direction de l'institut de médecine de Gomel, en pleine zone contaminée par l'accident de Tchernobyl. L'institut devient un centre réputé, spécialisé dans les recherches sur les effets sanitaires de l'incorporation de radionucléides, en particulier le césium 137. Sans se laisser intimider par les pressions dont il était l'objet, Bandajevsky a décrit comment, au-delà de 50 Bq par kg, les enfants présentaient une atteinte cardiaque pouvant conduire à la mort subite et comment le césium 137 se concentre dans la thyroïde, le cœur, le pancréas, le placenta, amenant leucémies et cancers. Ces données ne se trouvent nulle part, car le lobby et l'État contrôlent toutes les publications. Bandajevsky, plusieurs fois sommé de ne pas publier des résultats dont le seul effet serait, selon les autorités, d'inquiéter la population, a préféré faire son devoir de médecin et dévoiler la vérité. Mal lui en a pris. D'autant qu'il a commis une deuxième erreur en annonçant que sur les 117 milliards de roubles confiés en 1998 à l'institut de recherche scientifique et clinique des radiations, 1,1 milliard seulement avait été utilisé, et le reste gaspillé. Alors que ses conclusions sont contraires à celles des « experts » et contrarient la politique officielle de repeuplement des zones contaminées, il multiplie les interventions dans les médias : « Si on ne prend pas des mesures permettant d'éviter la pénétration des radionucléides dans l'organisme, adultes et enfants, l'extinction menace la population d'ici quelques générations. »

Le 13 juillet 1998, il est arrêté à son domicile. Le pouvoir l'accuse de corruption sur des motifs fantaisistes et un tribunal militaire le condamne en juin 2001 à huit ans de prison. La procédure militaire lui interdit de faire appel. Transféré dans un hôpital pour raisons médicales, il est menotté à son lit. Le nouveau directeur nommé à l'institut a évidemment jugé que les travaux de Bandajevsky n'étaient pas satisfaisants et qu'il fallait « une approche plus globale ». Le professeur Bandajevsky, dont l'état de santé est alarmant, est toujours incarcéré.

Cet exemple illustre, sans doute, la répression ordinaire dans un pays de longue tradition autoritaire. Les pays démocratiques ne peuvent se livrer sans dommage à d'aussi grossiers simulacres de justice. Mais ils ne manquent pas de moyens pour réduire au silence ou pour disqualifier ceux qui les gênent.

On a déjà parlé du professeur Viel et de son enquête épidémiologique sur les cancers autour de l'usine de La Hague. Les tracasseries, les refus, les insultes que le chercheur a dû essuyer sont assez nombreux et assez significatifs pour qu'il en ait fait le sujet d'un livre édifiant : *La Santé publique atomisée*. Le comité régional de cancérologie renonce à lui communiquer les données du registre général des tumeurs du Calvados, après de multiples dérobades du « microcosme cancérologique bas-normand ». Établir, comme il l'a fait, que la fréquentation des plages et la consommation de coquillages sont associées à un risque accru de leucémies chez les enfants aux alentours de La Hague ne pouvait que déranger la Cogema, l'Agence nationale pour la gestion des déchets radioactifs, le Commissariat à l'énergie atomique, l'Office de protection contre les radiations ionisantes, EDF et, évidemment, l'État, qui a choisi le nucléaire et créé ces puissants organismes. Également embarassés, les collectivités territoriales, municipalités, département et région, dont le budget est assuré à 63 % par les taxes professionnelles de l'industrie nucléaire. Et encore, l'industrie touristique ou agricole, les ostréiculteurs, les pêcheurs ou les hôteliers…

Les résultats de l'enquête, publiés dans le *British Medical Journal* en janvier 1997 [1], ont provoqué une tempête médiatique – qui a au moins permis de poser publiquement la question –, mais aussi et surtout une fronde de la part d'autres chercheurs. Deux épidémiologistes à l'Inserm contestent les conclusions du professeur Viel par des fax envoyés à la grande presse non le lendemain, mais la veille de la publication, pour prévenir que l'étude ne prouve rien, qu'elle est entachée d'erreurs, et pour discréditer également le journal qui la publie, accusé d'accepter des articles « scientifiquement douteux ». Il est normal et souhaitable que les résultats scientifiques donnent lieu à un débat ; mais il est courtois d'y mettre la forme, de ne pas court-circuiter la publication, voire de prendre contact avec l'auteur. À la même époque, à l'occasion d'une grande marée, l'association écologiste Greenpeace filme à La Hague une canalisation de la Cogema déversant des rejets directement dans la mer, et mesure à sa sortie des taux élevés de radioactivité. Le câble de la caméra est « accidentellement » coupé. Pour empêcher toute « désinformation », les appareils de mesure de Greenpeace sont confisqués et les plongeurs arrêtés.

Des allusions mettant en cause l'honnêteté de J.-F. Viel sont faites à la télévision et dans la

1. « *Case-control study of leukaemia among young people near La Hague nuclear-waste reprocessing plant : the environmental hypothesis revisited* », *British Medical Journal*, vol. 314, 1997.

presse. Les attaques les plus virulentes se multiplient. Le professeur Charpak confie à un journaliste de *L'Est républicain* que l'étude est une « pure escroquerie[1] », on publie l'article insultant d'un médecin local. Tour à tour, le professeur Viel est soupçonné d'être militant antinucléaire (il ne trouve que ce qu'il veut), narcissique (il répond aux journalistes), anti-Français (il a publié dans un journal anglais). Il est jugé « irresponsable », « peu crédible », voire « écologiste ». On lui attribue la chute du prix des poissons et la baisse de fréquentation dans les restaurants. Les élus locaux envisagent d'engager des poursuites contre lui et aussi contre Greenpeace pour « désinformation ».

Corinne Lepage, alors ministre de l'Environnement, refuse, comme on le lui suggère, de confier l'enquête à l'Inserm, dont certains chercheurs semblent avoir manqué de neutralité. Le ministère de la Santé refuse une commission de la prévention et de la précaution qui déplaît à l'Opri. Finalement, C. Lepage nomme un comité scientifique chargé d'une nouvelle enquête dirigée par le professeur Charles Souleau, qui démissionnera. L'enquête, pour finir, sera confiée au professeur Alfred Spira, qui arrive à des conclusions plus apaisantes et fera retomber la polémique. Sur les vives critiques adressées à Jean-François Viel, tout d'abord : la contre-expertise lui reprochera essentiellement la *surinterprétation* des résultats, par le fait

1. Par la suite, il niera avoir prononcé cette phrase. Le journaliste affirme être en possession de l'enregistrement. J.-F. Viel, *op. cit.*, p. 162.

d'évoquer dans la conclusion « *quelques* arguments convaincants en faveur d'un rôle causal pour l'exposition aux radiations environnementales à partir des activités de loisir sur les plages [1] ». Suggérer la fameuse relation « de cause à effet » sans remplir tout une liste de critères méthodologiques était sacrilège. C'est, d'après Spira, ce qui explique la vive réaction des chercheurs de l'Inserm aux résultats de Viel. Quant à l'enquête d'incidence, elle sera poursuivie jusqu'en décembre 1997 par l'équipe de Spira, qui ne retrouvera pas de nouveau cas de leucémie chez les jeunes de zéro à vingt-quatre ans dans la région. La conclusion sera toutefois prudente : « Ces résultats ne sont pas incompatibles avec le fait que la fréquence des leucémies apparaît augmentée. » Mais, pour beaucoup, l'absence de preuves se confondra opportunément avec une absence de problème. Comme cette maladie est heureusement rare [2], un cas ou deux non repérés auraient suffi à conclure de manière toute différente et à justifier de rouvrir le débat sur la question des rejets de l'usine de retraitement de Beaumont-La Hague ou plus généralement sur les choix énergétiques du pays. Lorsqu'on connaît l'ampleur des mouvements de population dans le Nord-Cotentin (jusqu'à 10 000 personnes par an plus fort des « grands travaux » [3]), on mesure d'autant

1. J.-F. Viel, *op. cit.*, p. 84.

2. Le taux d'incidence (nombre de nouveaux cas) des leucémies entre 0 et 24 ans est de 3 pour 100 000 habitants par an et la population de la région âgée de 0 à 24 ans est de 58 000 personnes. (A. Spira, O. Boutou, *op. cit.*

3. A. Spira, O. Boutou, *op. cit.*

mieux la fragilité des arguments qui ont finalement prévalu au *statu quo*.

Il faudra attendre le printemps pour que le ministre de l'Environnement assure le professeur Viel de son soutien, que ses collègues annoncent leur solidarité ou présentent des excuses, ou que les élus fassent état de leur emportement et de leur désarroi face aux silences de l'administration. Un chercheur devra donc faire preuve de courage et de détermination pour publier des résultats qui dérangent autant de monde, ce que confirmera Corinne Lepage : « Il faut être moralement fort pour chercher à établir une information objective, quitte à se bagarrer contre le lobby du nucléaire. »

Le docteur Arpad Pusztai, membre de la société royale d'Édimbourg, a connu d'autres déboires face à l'agrochimie. Il travaillait au Roxett Research Institute d'Aberdeen (Écosse), principalement financé par des fonds publics. Le sérieux du chercheur, expert en protéines insecticides, ses quarante ans d'expérience et surtout sa conviction, il le dit lui-même, de l'innocuité des OGM, ne laissaient craindre aucun remue-ménage. Avec son équipe de dix-huit chercheurs, il accepte d'évaluer des aliments transgéniques. À son grand étonnement, il constate que de jeunes rats nourris dix jours avec des pommes de terre transgéniques montrent dès le dixième jour un affaiblissement du système immunitaire, une prolifération cellulaire sur le tube digestif et une stimulation excessive du pancréas, des intestins, de la prostate et des testicules. Le 10 août

1998, avec l'accord de son institut, d'abord ravi de cette publicité, il donne deux brèves interviews télévisées sur ce sujet, où il déclare notamment : « Je trouve très, très déloyal d'utiliser nos concitoyens comme cobayes. » Ces interviews font forte impression sur l'opinion. Le prince Charles déclare publiquement son opposition aux OGM. Deux jours plus tard, le Roxett Institute regrette « la mauvaise interprétation d'une recherche infondée » et annonce au docteur Pusztai qu'il est congédié. Le directeur de l'institut l'accuse officiellement d'avoir falsifié les résultats. L'équipe est dissoute, ses recherches sont confisquées, les ordinateurs verrouillés. Le rapport Pusztai est finalement publié dans le *Lancet*, une pétition circule dans les milieux scientifiques de vingt-quatre pays. Après un audit de l'institut, le directeur revient sur ses attaques pour ne plus retenir que l'insuffisance statistique. Pusztai recouvre tout son crédit. Il est entendu sur ses recherches à la commission des sciences et des techniques du Parlement britannique. Il nous affirmera que le Rowett Institute avait un contrat de 150 000 livres avec *Monsanto*. Et ce chercheur auparavant sans histoire explique désormais à ses étudiants, comme il nous l'a écrit : « *what happened and also my views on the prostitution of science by big business*... »

Ingénieur chimiste, André Cicolella, chercheur à l'INRS (Institut national de recherche et de sécurité) depuis 1971, spécialiste des risques sanitaires, travaillait sur la toxicité des éthers de glycol. Ces solvants, très utilisés, se trouvaient dans les vernis, les décapants, les shampooings à moquette, les peintures à l'eau, certains médicaments, et quantité de produits cosmétiques et d'usage courant. Outre qu'ils sont déjà suspects d'affecter la fertilité et de provoquer des malformations congénitales ou des troubles neurologiques, ils seraient aussi cancérigènes, en particulier pour les testicules. En développant un programme de recherche international sur les effets des éthers de glycol, André Cicolella est amené, en 1994, à devenir, selon son expression, « lanceur d'alerte », notamment parce qu'il s'apprête à organiser un symposium international à Nancy sur le danger des éthers de glycol. Peu avant cette rencontre, les relations avec sa hiérarchie se dégradent. Cicolella est licencié et le symposium est reporté, puis maintenu mais en y interdisant l'accès au chercheur. Ses collègues se bâillonnent devant le siège de l'établissement en signe de protestation et le tribunal de Nancy, saisi en référé, autorise André Cicolella à assister à la rencontre. Pour finir, l'Institut national de recherche et de sécurité licencie tout de même le scientifique. Motifs invoqués : « raisons liées au code du travail » et « insubordination ». L'Inserm, qui poursuivra les recherches, confirmera en 1997 les risques de malformations congénitales liées aux éthers de glycol. Un premier arrêté limite l'usage de quatre éthers de glycol en août 1997 dans les produits à usage domestique. La cour d'appel de Nancy, le 17 juin 1998, condamne l'INRS pour licenciement « sans cause réelle et sérieuse » à des indemnités de rupture, précise que « l'INRS n'est pas fondé à dénier au demandeur sa qualité de chercheur » et rappelle « le respect de l'indépendance due aux professionnels de santé au travail[1] ». La Cour de cassation confirmera ce jugement dans un arrêt rendu le 11 octobre 2000. André Cicolella continue de travailler sur les éthers de glycol à l'INERIS (Institut national de l'environnement industriel et des risques). Il a créé la Fondation sciences citoyennes pour « accroître la présence de la société civile dans les débats scientifiques » et « veiller à la liberté d'expression des lanceurs d'alerte ».

Ellen Imbernon, médecin du travail, a été licenciée du service général de médecine du travail d'EDF-GDF en août 1996 pour « insubordination ». Sa division d'épidémiologie avait pour mission d'étudier les liens entre les caractéristiques du travail et les atteintes sur la santé des salariés d'EDF-GDF. Parmi les thèmes abordés, les cancérigènes professionnels, l'amiante, les champs électromagnétiques ou les conséquences du recours à la sous-traitance dans les centrales nucléaires sont des sujets sensibles. Au début des années 90, la médecine du travail d'EDF connaît une intense réorganisation, comme en témoigne une circulaire interne où il est question de « cadre de cohérence », de « liaisons avec les directions de communication » et d'« orientations de la direction générale » sollicitées par « l'inspecteur général en liaison avec le médecin chef » ; les publications internes, les projets

1. Rapport de l'Igas n° 1999062, *op. cit.*

ou le contenu des messages seront désormais soumis à des procédures précises sous le contrôle du médecin chef, d'un inspecteur général mixte et d'un « groupe de pilotage ». L'œil de la direction générale se rapproche. Lors d'une réunion officielle en janvier 1996, le médecin chef du service général de médecine du travail d'EDF ne cache pas son agacement à propos des travaux d'Ellen Imbernon : la division d'épidémiologie « ne répond pas à la politique du service et à ses attentes ». C'est dans ce contexte qu'Ellen Imbernon, obstacle à la bonne réorganisation de sa division, refuse de suspendre une étude en cours, de changer de service ou de transmettre ses fichiers au chef de division afin de respecter le secret médical et d'assurer sa mission de médecin du travail. Le conseil de l'Ordre des médecins et la Commission nationale informatique et libertés n'ont pas jugé, quant à eux, que ces travaux devaient être interrompus ou suspendus. La pression s'accentue avec des brimades : ouverture de son courrier, interdiction au reste du personnel de lui adresser la parole, mise à l'écart des colloques scientifiques. Enfin, un huissier tentera de saisir les fichiers nominatifs des enquêtes en cours et, pour finir, EDF mettra les données sous séquestre [1].

Le 3 juillet 1997, la cour d'appel de Paris confirme deux ordonnances de référé du conseil de prud'hommes qui avaient déjà ordonné la réinté-

1. D. Huez et A. Carré, « Des experts qui dérangent : les médecins du travail », dans B. Cassou et M. Schiff, *Qui décide de notre santé, le Citoyen face aux experts*, Syros, 1998.

gration d'Ellen Imbernon. Le jugement précise « que les Éts EDF-GDF dénient vainement au docteur Imbernon, sans égard pour l'intitulé "médecin du travail" [...], l'exercice de fonctions de médecin du travail » ; que « le licenciement de Mme Imbernon, mesure prise en rapport avec l'exercice normal des fonctions de médecin du travail [...] au mépris des formalités légales [...] est entaché de nullité. » La réintégration est ordonnée, ainsi que la restitution des biens et objets personnels ou professionnels et le versement de dommages et intérêts [1]. Ellen Imbernon est aujourd'hui responsable du département santé-travail à l'Institut de veille sanitaire.

Il s'agit là de véritables atteintes à la liberté des chercheurs. Mais, chaque jour, plus discrètement, ceux qui osent tenir des propos différents ou contraires au discours officiel doivent essuyer des obstacles de carrière, des mises à l'écart, des brimades, au point que nombre d'entre eux préfèrent renoncer aux controverses pour retrouver un peu de calme. Dans notre pays, un cancérologue qui publie un article admettant les limites des progrès sur le cancer est convoqué par sa hiérarchie et s'entend annoncer : « Vous n'aurez jamais de poste. »

Il est curieux de voir avec quelle facilité la science reproduit les schémas de l'Église, avec un discours canonique, des excommunications, des schismes, des blasphèmes et des hérésies. Au moins

1. Arrêt du 3 juillet 1997 de la cour d'appel de Paris, 18e chambre, section C.

depuis Galilée, ceux qui s'écartent du dogme doivent s'attendre à des ennuis. L'attitude des gardiens du temple ne devrait pas faire oublier que la science n'est pas détentrice de la vérité et qu'elle n'a jamais proposé que des vérités provisoires. L'inventeur du DDT, interdit depuis trente ans, avait reçu le prix Nobel en 1948.

Conclusion

L'Occident malade est comme subjugué par les efforts qu'il déploie contre son plus intime ennemi : il admire ses hôpitaux comme des palais, se flatte de ses chercheurs devenus ses champions, défend ses médicaments qu'il donne pour des blasons. Non, cette société n'est même plus cancérigène, elle est cancérophile. La tumeur maligne est intégrée à son programme. Mieux elle la traite, meilleure elle est. Quoi qu'il lui en coûte, elle continuera d'aimer le pétrole, les débroussaillants, les téléphones mobiles.

Dans le temps où tant d'efforts ôteront peut-être quelques-unes de ses proies au crabe malin, c'est par milliers que de nouveaux malades lui sont livrés chaque année en holocauste, comme les vierges au Minotaure. Pour un qui serait mort hier et qui survit aujourd'hui, combien passeront désormais sous son joug ? Au moment d'achever ce constat, la conviction que le cancer peut reculer doit pourtant rester la dernière, tant il est vrai que, si nous ne faisons pas partie de la solution, nous faisons déjà partie du problème.

Quel sens faut-il encore donner au sacro-saint « comportement individuel » quand le fléau s'étend à l'échelle d'une civilisation ? À mesure que les risques collectifs augmentent, respecter les conseils diététiques, fréquenter les salons « forme et bien-être » ou espérer les nouveaux médicaments miracles tend à l'absurde dans un monde où tout, jusqu'à l'air qu'on respire, devient toxique. Un personnage de *Blade Runner* ou de *Soleil vert* mordant un fruit bio dans un décor d'apocalypse n'a de place que dans une comédie. Certes, c'est la somme de nos renoncements qui donne au tableau toute sa cohérence, c'est aussi l'attitude de chacun qui pourrait infléchir le cours des choses. Mais lutter contre le cancer demande plus que des soins cosmétiques. Faut-il donc changer le monde pour faire reculer le cancer ? À mesure que ce combat semble hors de notre portée ou déjà perdu pointent les premiers signes du découragement ou de la désespérance, et avec eux la tentation du repli sur soi. Pourtant, la peur est mauvaise conseillère. Lorsque le pédiatre Maurice Titran s'est attelé aux effets dévastateurs de l'alcool dans les familles, à Roubaix, personne n'aurait parié cent sous de son succès. Aujourd'hui, son équipe sert d'exemple pour avoir appliqué cette ambitieuse et modeste devise : « Il n'y a jamais un seul problème, mais une multitude de problèmes, face auxquels existent aussi une multitude de solutions, dont chacun détient une partie… Dès lors, il devient possible de vivre, et de penser. »

Le plan anticancer appelle les professionnels comme le public à un rôle très convenu : soigner, être soigné. Certes, témoigner n'est pas dans les usages et on ne demande pas aux soignants de s'exprimer sur la flambée des allergies, des suicides ou des cancers, encore moins de constater qu'une société qui fabrique ses plus puissants poisons n'est peut-être pas saine. Pourtant, quel mal, quel danger y aurait-il à dire la vérité, à ne plus taire les questions que pose l'observation de la collectivité malade ? Il faut pour cela se détacher du dogme, enseigné dans les facultés de médecine, que le « facteur de risque » se confond avec les « comportements inappropriés », préparant naturellement à la notion de risques « choisis » et d'assurance maladie à la carte. Le malade d'un cancer du poumon s'entendra toujours demander s'il a fumé, tandis que l'ouvrier ou la coiffeuse ne feront peut-être jamais le lien entre leur cancer de la vessie et l'emploi prolongé des solvants ou des teintures, puisqu'ils ne répondront pas aux questions qui ne leur seront pas posées. Commençons par poser les questions. Jacques Richaud, neurochirurgien à Toulouse, estime que « les professionnels de santé ne peuvent avoir d'autre posture que la lucidité, la transparence et la responsabilité, et c'est déjà beaucoup. Ils occupent la place privilégiée de ceux qui recueillent les données et peuvent participer à donner l'alarme. »

Ce débat trop souvent confisqué par les experts devrait traverser toute la société civile : enseignants, chercheurs, philosophes, scientifiques et citoyens qui se posent les mêmes questions détiennent chacun des éléments de réponse. Sans compter les 800 000 malades du cancer, leurs familles, leurs proches. Repenser l'aspect de nos jardins, l'importance des emballages, la place des détergents ou promouvoir l'idée de la « sobriété heureuse » pourrait devenir plus libérateur que la course aux produits et aux traitements. La ville de Rennes s'est engagée sur l'opération « zéro désherbant » pour lutter contre la pollution de l'eau : les enfants ne jouent plus dans des espaces saturés de produits, l'infiltration des nappes souterraines par le glyphosate est passée de 180 à 1,1 µg par litre, pour une économie de 14 000 euros dès la première année[1]... Quels élus pour décrocher des routines, quels électeurs pour le réclamer ?

Pour mieux s'extraire du déni collectif, une mesure urgente est d'organiser enfin un véritable registre du cancer, pour savoir précisément où nous en sommes et ne pas raisonner sur des rumeurs ou des angoisses, mais sur des faits établis et mesurés. Il n'y a toujours pas, en France, de recueil exhaustif des tumeurs cérébrales ou de la thyroïde permettant de différencier les types histologiques ou leurs localisations. Pendant que nos voisins observaient le retour de la tuberculose ou la progression des cancers d'enfants, en France les courbes restaient plates, ce qui témoignait non d'une quelconque supériorité sanitaire, mais de l'indigence de nos systèmes de surveillance. Les chercheurs ne disposent encore, le plus souvent, que de mornes relevés, empilés sans ambition de recherche. Or, un

1. E. Chesnais, « Opération zéro désherbant », *Que Choisir*, n° 407, septembre 2003.

registre ne répondra jamais, *a posteriori*, à des questions qui n'auront pas été correctement posées. Seuls des recueils comprenant des données sur l'âge, le parcours professionnel, les habitudes de vie, le type de tumeur peuvent permettre de formuler des hypothèses, de recouper les informations, de dessiner des cartes, et parfois de mieux comprendre pourquoi la maladie survient, où et comment. Faute de cela, il sera difficile d'agir pour qu'elle régresse.

Un autre train de mesures indispensables consisterait évidemment à réduire ou à supprimer le plus grand nombre de substances cancérigènes, à limiter l'emploi des pesticides, la diffusion des polluants, la multiplication des radiographies inutiles et tout ce qu'on pourrait appeler l'empoisonnement du monde. Ce n'est même plus un principe de précaution qu'il faut appliquer, comme pour se prémunir d'un éventuel danger, mais un véritable réflexe de survie qu'il importe de développer dans un monde déjà malade. Combien de temps faudra-t-il croire que c'est aux industriels qu'il revient d'évaluer la toxicité de leurs produits ? Combien de temps faudra-t-il accepter la sous-traitance des risques ? Jusqu'où devra-t-on produire toujours plus ? On l'a déjà vu et on le voit encore : à mesure qu'on envisage de lutter efficacement contre le cancer, on s'éloigne de la médecine pour se tourner vers la politique. Quelles sont les aspirations de la cité, comment veut-elle vivre ? D'une part, les mesures politiques ne viendront pas toutes seules, et les autorités ne seront pas tentées de réglementer la diffusion des produits dangereux ou de faire respecter la loi si elles n'y sont pas contraintes par l'opinion. D'autre part, que deviendrait le droit de vivre dans un environnement non dégradé s'il résultait de mesures incomprises, subies, autoritaires ?

Vivre dans un monde cancérigène n'est pas une fatalité. Nul besoin d'attendre des recommandations ou des interdictions : cesser dès aujourd'hui d'acheter les aliments suspects et tous les produits inutiles limiterait déjà le pouvoir de ceux qui les vendent.

Enfin, à ne voir que les polluants, on en oublierait l'organisation générale qui autorise, légitime et maintient les toxiques comme l'inévitable rançon du progrès. Toute comptabilité qui tend à évaluer la production sans allusion à la destruction qu'elle implique est mensongère, car les énormes dégâts en termes de santé ou d'environnement sont incalculables. Les 150 000 morts par cancer chaque année sont bien les pertes civiles de notre guerre économique, acceptés par tous mais supportés plus lourdement par quelques-uns, au nom d'un confort par ailleurs bien mal réparti. Comment croire encore à une croissance infinie, à un développement sans limites, à une conquête et une expansion de marchés qu'il faudrait bientôt aller chercher sur d'autres planètes ? « Et je souhaiterais comme Alexandre qu'il y eût d'autres mondes pour pouvoir y étendre mes conquêtes amoureuses », dit Dom Juan, qui résume ainsi tout esprit de conquête, amoureux, militaire ou commercial. Cette logique économique ne s'accompagne d'aucune réflexion sur ses limites, sur ses vices ou sur ses nécessaires mutations. L'univers est son espace, l'éternité sa mesure, la vérité son langage, et, si elle admet des « dégâts collatéraux », c'est seulement à titre accidentel, et sans remettre en cause le sempiternel discours scientiste de glorification de la technologie, croyance messianique en l'avenir et confusion entre nouveauté et progrès. L'hygiène ou de nouvelles découvertes ont permis de vaincre la tuberculose ou le choléra. Aujourd'hui, faut-il souhaiter l'emballement de ce qu'on appelle encore le progrès quand ses bienfaits disparaissent sous ses effets pervers ? Les médecins vont-ils enfin se démarquer du discours des « lendemains qui chantent » et du grand soir thérapeutique ? Il est vrai que l'espérance de vie est élevée, mais le restera-t-elle ? Les vieillards d'aujourd'hui sont nés avant la généralisation des polluants organiques persistants et le sein de leur nourrice ne contenait encore ni dioxines ni DDT.

L'enjeu dépasse de beaucoup les clivages idéologiques. Est-il utopique de penser qu'un moratoire de la toxicité pourrait être prononcé, que le colosse du tout-chimique, du tout-pétrole ou du tout-nucléaire avait des pieds d'argile ?

« Le mode de vie des Américains n'est pas négociable », a prévenu G.W. Bush pour signifier que le protocole de Kyoto ne saurait justifier aucune contrainte. Voilà au moins de limpides priorités. Oui, notre consommateur poussant son Caddie est peut-être prêt à payer pour l'abondance, et après tout la prévention du cancer n'est pas une priorité obligatoire. Un déclin assumé vaut peut-être mieux qu'une piteuse apocalypse. Mais chacun devra se prononcer sans retard : à bord du *Titanic* de la civilisation industrielle, il n'y aura pas de canots de sauvetage. Michel Foucault illustrait « les revendications ridicules » par les vœux des détenus, qui réclamaient une douche supplémentaire ou une promenade plus longue dans la cour de leur prison. Encore un instant, monsieur le bourreau. Encore un traitement, monsieur le médecin. La question primordiale n'est pas d'espérer plus de soins, de meilleurs médicaments ou une recherche mieux dotée mais d'exiger, et avec force, moins de cancers.

Décembre 2003

Post-scriptum

« Moins de cancers », écrivions-nous en 2003, c'est-à-dire, dans une perspective préventive, moins de cancérigènes. Mais la réalité insiste : mêmes causes, mêmes effets. Le cancer gagne en nombre : aux dernières estimations, en 2002, 11 millions de personnes dans le monde ont été frappées (6 millions en 1980), 7 millions en sont mortes. Il s'étend dans l'espace : la mortalité reste stable voire diminue dans les pays riches, mais elle augmente dans les pays dits « du Sud », victimes de la généralisation d'un mode de vie occidental, de l'exportation de substances dangereuses ou de l'implantation d'activités à risques. Si rien n'est fait contre les agents cancérigènes et leur propagation, il faut s'attendre à observer l'inexorable progression des taux de cancer, au Nord comme au Sud[1].

Le fléau ne peut évidemment être stoppé dans sa marche comme par un mur invisible, mais sa progression pourrait du moins être infléchie par d'énergiques mesures. En 2007 rien ne permet de

1. A.J. Sasco : *Cancer, environnement et population à l'heure de la mondialisation,* Oncologie, 9 : 380-391, 2007.

l'annoncer et l'on peut même constater que la généralisation du dépistage ou des nouveaux traitements donne paradoxalement à cette maladie une dimension presque astronomique, tant il est vrai qu'un meilleur télescope ne montre pas la limite de l'univers mais de nouvelles galaxies.

Ainsi, et par exemple, le cancer du sein est à la fois mieux diagnostiqué, plus vite détecté et plus souvent guéri, sans doute, mais on en décèle toujours davantage et chez des femmes de plus en plus jeunes. Une sur 10 est touchée en 2006, on en prévoit bientôt 1 sur 7.

La progression des cancers d'enfant, lente et régulière, est désormais reconnue et le temps du fatalisme est passé : depuis la polémique autour de l'école maternelle de Vincennes, et tous les travaux mettant en cause la contamination du milieu intérieur ou les pesticides, les parents s'interrogent, se regroupent et demandent des comptes.

Les progrès les plus manifestes et les plus rapides appartiennent sans doute au domaine des idées, au fait que la toxicité de notre environnement est enfin tenue pour une cause incontestable de nombreux cancers. Le discours officiel et la stigmatisation des seuls comportements individuels a du plomb dans l'aile : témoins de cette évolution, les très nombreux articles dans la presse et les colloques consacrés aux rapports entre le cancer et l'environnement, dont le plus retentissant fut « L'Appel de Paris », et qui ont contribué à imposer comme une évidence ce qui passait trop souvent pour une critique malveillante ou une hypothèse alarmiste. Au moment du plan cancer de Jacques Chirac, les tenants de « la société cancérigène » pouvaient encore être tenus pour des illuminés, mais deux ans plus tard le même président de la République devait insister sur « la nécessité de mieux prévenir les cancers liés à l'environnement et aux pollutions », lesquelles « font peser sur notre santé des risques nouveaux ». Au moins, c'est dit. De même, George Bush, qui déclarait publiquement avant son élection qu'il « ne croyait pas au réchauffement climatique », assure maintenant qu'il prend l'affaire « très au sérieux ». Tant mieux, mais le problème est qu'il continue très certainement de penser que « le mode de vie des Américains n'est pas négociable ».

Il n'aura donc fallu que trois ou quatre ans pour que ce qui a longtemps été méconnu ou nié par les autorités médicales soit aujourd'hui admis par de nombreux scientifiques, mieux connu par le public, et repris dans le monde politique au point que, à peine élu, le nouveau président lançait le « Grenelle de l'environnement » dont les conclusions prévues en automne ne manqueront pas de révéler d'inconciliables tensions entre intérêts particuliers et santé publique.

Autre changement majeur et encourageant : l'adoption du projet européen REACH qui, même très affaibli par le lobby chimique, a le mérite d'exister. Des milliers de substances mises chaque année sur le marché devront maintenant faire la preuve de leur innocuité : pour certains, seule l'Europe pouvait impulser cet espoir. Le chantier est immense : en trente ans d'existence, le CIRC a évalué moins de 1000 substances sur plusieurs dizaines de milliers, en a reconnu plus de 100 comme cancérigènes pour l'être humain, plus de 300 comme « probablement » ou « possiblement » cancérigènes, tandis qu'une seule a été totalement innocentée.

L'Institut National du Cancer a publié un document qui dresse le bilan des trois premières années du Plan cancer en 350 pages, synthèse des avancées et de la dynamique impulsée autour de ce grand chantier et qu'il ne s'agit pas de résumer ici. L'énumération des succès du dépistage, des progrès thérapeutiques ou de l'accroissement des équipements ne déroge pas aux méthodes de tout gouvernement qui « communique » et s'attribue les bonnes notes. Chacun fait ce qu'il peut, sans doute, mais les efforts restent souvent entravés par des difficultés d'ordre financier, administratif, l'inertie ou les rivalités dont on éprouve sur le terrain la pesanteur, d'autant qu'il existe des intérêts contraires. « Il faut continuer de faire pression sur le gouvernement pour qu'il tienne ses promesses, explique par exemple le Pr Jean-Pierre Bader, ancien président de la Société Nationale de Gastro-entérologie. Quinze départements (dont Paris) ont toujours leurs dossiers bloqués. Le dépistage organisé du cancer colorectal n'y est pas encore effectif. Il faut savoir qu'auparavant c'était la Direction générale de la Santé qui s'occupait du dossier. Une responsabilité qui est désormais du ressort de l'InCa, lequel évoque des problèmes de signatures. Il s'agit en fait de querelles de territoires… » [1]

1. Propos recueillis sur le site *destinationsante.com*, dépêche intitulée « Plan Cancer : peut mieux faire », datée du 28 avril 2006.

On ne manquera pas de remarquer que le Plan, fidèle à lui-même, consacre dans le chapitre « Prévention » 11 pages au tabac, et seulement 4 aux facteurs « professionnels et environnementaux » qui renvoient la balle au Plan National Santé Environnement et nous annoncent des « rapprochements » qui permettront bientôt de « décider d'études ».

Certaines améliorations peuvent être espérées pour la surveillance des cancers avec l'annonce de trois nouveaux registres, dans le Nord, en Ile de France et en Gironde. On s'en réjouit même si, là aussi, les obstacles sur le terrain ou les résistances de certaines équipes inégalement préparées ou motivées modèrent tout optimisme. L'histoire nous a appris qu'en France les premiers registres sont dus à l'initiative de professionnels impliqués, opiniâtres, et convaincus de l'utilité de leur tâche qui ne procure ni honneur ni médaille.

Malgré tout, les consignes officielles de surveillance renforcée posent parfois plus de questions qu'elle n'en résolvent, comme il apparaît dans le rapport « *Cancers prioritaires* » de l'InVs, chargé de déterminer quels types de cancers mériteraient une surveillance particulière pour leurs relations supposées avec l'environnement. Curieusement, les cancers plus spécifiquement liés aux substances chimiques ou à l'élimination des toxiques (foie, pancréas, vessie, rein…) ont été écartés au profit de ceux dont la cause, mieux identifiée, comme le tabac (poumon), l'amiante (plèvre) ou le soleil (mélanome) est déjà bien repérée et combattue. Pourquoi privilégier l'observation de cancers déjà connus et non de ceux, en constante augmentation, suspects d'être liés aux perturbateurs endocriniens comme les cancers du sein, de la thyroïde, du testicule ou de la prostate ?

L'attention nouvelle portée sur les perturbateurs endocriniens, tels les pesticides ou phtalates, utilisés dans les détergents, les cosmétiques ou les plastiques, a pourtant permis d'établir que l'exposition à ces produits durant la vie fœtale pouvait altérer l'état de santé à l'âge adulte, et que l'explication de certains cancers comme ceux du sein ou du testicule était désormais à rechercher durant la période de grossesse, c'est-à-dire en mesurant – 30 ans après ! – ces polluants toujours présents dans le sang des mères [1]. De son côté, l'équipe du professeur Séralini à l'université de Caen a montré en mai 2007 les effets toxiques jusqu'alors inconnus de l'herbicide vedette, le Roundup, sur des cellules embryonnaires humaines. Il s'agit là encore de la perturbation des hormones sexuelles, et cet effet est observé aux doses habituellement utilisées.

Ainsi, cinquante ans seulement après la mise en cause – difficile et controversée – du tabac dans la survenue du cancer, on est brusquement passé à la suspicion de polluants environnementaux qui n'interrogent plus le comportement d'un fumeur mais la contamination d'une société dans son ensemble. Ces

1. R. Slama, B. Jégou, S. Cordier : *Nouvelles avancées dans l'étude de l'environnement sur la santé reproductive masculine,* Revue d'épidémiologie et de santé publique, 2006, 54.

événements annoncent bien des souffrances mais aussi d'insolubles batailles juridiques.

Cela faisait dix ans qu'ils le réclamaient : pour répondre aux demandes des scientifiques, le Programme National de Recherche sur les Perturbateurs Endocriniens (PNRPE) a été lancé en 2006, grâce au soutien actif du ministère de l'Ecologie, du Développement et de l'Aménagement Durables. Cet outil, unique dans notre pays, permettra enfin de coordonner les réseaux de compétences sur les effets des perturbateurs endocriniens. Ce projet favorise aussi les recherches sur les tests de toxicité qui seront indispensables pour répondre aux appels d'offre ouverts par le programme Européen REACH. A l'heure où nous écrivons ces lignes, ce PNRPE vient d'être interrompu pour un an, faute de financements. Il devrait reprendre en 2008, si ne sont pas définies « d'autres priorités ». Pour une fois que la santé publique et la compétitivité de la recherche française pouvaient avancer conjointement, ce retard fait de chaque jour qui passe un jour perdu.

On remarque aussi que le CIRC, qui avait déjà renoncé au dernier poste de toxicologue, a supprimé ses deux dernières unités de recherche sur la prévention des cancers, et que trente scientifiques indépendants ont dénoncé dans une lettre commune le déclassement, dans les célèbres monographies du CIRC, du caractère cancérigène de plusieurs produits industriels [1].

1. Huff J., *Industry influence on occupational and environmental health,* 13 : 107-117, 2007.

Personne n'explique les reculades, toujours présentées comme des « avancées », des « modernisations » ou des « restructurations », et bien sûr, pour toujours mieux faire. Mais lorsqu'un discours de progrès accompagne le démantèlement des projets ou des équipes, comment ne pas se rappeler que l'industrie a déjà pesé de tout son poids sur les politiques publiques ou la recherche ? Après la mort de Richard Doll, dont le tableau fait encore référence (voir p. 50), on apprit que des sommes importantes avaient été versées à l'épidémiologiste par Monsanto (1 200 $ par jour), Chemical Manufacters Association (22 000 $) ou DowChemical. On comprend mieux pourquoi des substances aussi redoutables que l'agent orange ou le chlorure de vinyle avaient été jugées par lui avec tant de clémence [1].

Il serait naïf de penser que les pouvoirs publics s'occupent de tout et qu'on peut leur faire confiance, non seulement parce qu'ils ne sont ni mages ni démiurges, mais parce qu'il leur faudrait, pour affronter les rapports de force, être habités par leur mission ou acculés par l'opinion publique. Dans notre société du spectacle où parler est confondu avec agir, le discours tient lieu de programme et tout est prévu pour distraire les foules.

Abandonner les affaires publiques à des professionnels jugés plus compétents et qui assurent s'occuper de tout, n'est-ce pas croire un peu vite à

1. Hardell L., *American Journal of Industrial Medicine*, Vol. 50, p227-233, 2007.

la providence ? Ce genre de promesse invite à la passivité, et à l'abandon de tout sens critique pour ne pas contrarier la vie comme elle va et le monde tel qu'il est conçu. Et les bonnes recettes se répètent. Bientôt un programme Alzheimer, sur le modèle du plan cancer, avec un scénario déjà prévisible : on déplorera les effets de l'âge, on encouragera l'activité intellectuelle, les jeux, l'alimentation ou le sport, on attendra des moyens pour la recherche et la prise en charge, et l'on n'aura pas tort. Mais on évitera les questions qui fâchent : les substances neurotoxiques, l'aluminium dans l'eau potable, le plomb, le mercure, les pesticides, les champs électromagnétiques, les solvants industriels ou ménagers, poseraient eux aussi, comme c'est bizarre, le problème d'une société non plus seulement cancérigène mais globalement menaçante, de ce que certains appellent déjà « un suicide sociétal ».

« L'augmentation du cancer signe l'échec de la démocratie mondiale » prévenait Samuel Epstein à l'Appel de Paris. Pour Annie Sasco, de l'Inserm, « Agir pour la prévention est une obligation éthique ». Le cancer n'est pas seulement une maladie mais aussi un marqueur de la civilisation et de la conscience.

Juillet 2007

Annexes

I. Liste des produits cancérigènes (d'après le Circ)

II. Nombre de personnes exposées aux facteurs professionnels en France (enquête Carex)

III. Sigles

Listes des produits cancérigènes (à septembre 2003)

Évaluations Globales de la Cancérogénicité pour l'Homme

D'après les Volumes 1 à 82 des monographies du CIRC (885 agents, mélanges et expositions) (**Extraits**)

Groupe 1 : Cancérogènes pour l'homme (88)

Agents et groupes d'agents

Aflatoxines, mélanges naturels [1402-68-2] (Vol. 56, Vol. 82 ; 2002)

Amiante [1332-21-4] (Vol. 14, Suppl. 7 ; 1987)

Amino-4 biphényle [92-67-1] (Vol. 1, Suppl. 7 ; 1987)

Arsenic [7440-38-2] et ses composés (Vol. 23, Suppl. 7 ; 1987) (Nota : Cette évaluation s'applique à l'ensemble du groupe mais pas nécessairement à chacun des agents du groupe)

Azathioprine [446-86-6] (Vol. 26, Suppl. 7 ; 1987)

Benzène [71-43-2] (Vol. 29, Suppl. 7 ; 1987)

Benzidine [92-87-5] (Vol. 29, Suppl. 7 ; 1987)

Béryllium [7440-41-7] et ses composés (Vol. 58 ; 1993) (Nota : Evalués en groupe)

N, N-Bis (chloro-2 éthyl) naphtylamine-2 (Chlornaphazine) [494-03-1] (Vol. 4, Suppl. 7 ; 1987)

Bis (chlorométhyl) éther [542-88-1] et chlorométhyl méthyléther [107-30-2] (qualité technique) (Vol. 4, Suppl. 7 ; 1987)

Butanediol-1,4 diméthanesulfonate (Busulphan ; Myleran) [55-98-1] (Vol. 4, Suppl. 7 ; 1987)

Cadmium [7440-43-9] et ses composés (Vol. 58 ; 1993) (Nota : Evalués en groupe)

Chlorambucil [305-03-3] (Vol. 26, Suppl. 7 ; 1987)

(Chloro-2 éthyl)-1 (méthyl-4 cyclohexyl)-3 nitroso-urée (Méthyl CCNU ; Sémustine) [13909-09-6] (Suppl. 7 ; 1987)

Chlorure de vinyle [75-01-4] (Vol. 19, Suppl. 7 ; 1987)

Ciclosporine [79217-60-0] (Vol. 50 ; 1990)

Composés du chrome hexavalent (CrVI) (Vol. 49 ; 1990)

Composés du nickel (Vol. 49 ; 1990)

Contraceptifs oraux combinés (Vol. 72 ; 1999) (Nota : On dispose également d'indications qui permettent de conclure que ces agents jouent un rôle protecteur contre les cancers de l'ovaire et de l'endomètre)

Contraceptifs oraux séquentiels (Suppl. 7 ; 1987)

Cyclophosphamide [50-18-0] [6055-19-2] (Vol. 26, Suppl. 7 ; 1987)

Diéthylstilbestrol [56-53-1] (Vol. 21, Suppl. 7 ; 1987)

Erionite [66733-21-9] (Vol. 42, Suppl. 7 ; 1987)

Etoposide [33419-42-0] en association au cisplatine et à la bléomycine (Vol. 76 ; 2000)

Gaz moutarde (moutarde soufrée) [505-60-2] (Vol. 9, Suppl. 7 ; 1987)

Helicobacter pylori (infection à) (Vol. 61 ; 1994)

Iode, isotopes radioactifs à vie courte, y compris l'iode 131, des accidents des réacteurs atomiques et des détonations d'armes nucléaires (exposition durant l'enfance) (Vol. 78 ; 2001)

Melphalan [148-82-3] (Vol. 9, Suppl. 7 ; 1987)

Méthoxy-8 psoralène (Méthoxsalène) [298-81-7] avec irradiation aux ultraviolets A (Vol. 24, Suppl. 7 ; 1987)

MOPP (traitement associé utilisant moutarde azotée, vincristine, procarbazine et prednisone) et autres chimiothérapies associées utilisant des agents alcoylants (Suppl. 7 ; 1987)

Naphtylamine-2 [91-59-8] (Vol. 4, Suppl. 7 ; 1987)

Neutrons (Vol.75 ; 2000)

Oestrogénothérapie de la femme ménopausée (Vol. 72 ; 1999)

Oestrogènes non stéroïdiens (Suppl. 7 ; 1987)
(Nota : Cette évaluation s'applique à l'ensemble du groupe mais pas nécessairement à chacun des agents du groupe)

Oestrogènes stéroïdiens (Suppl. 7 ; 1987)
(Nota : Cette évaluation s'applique à l'ensemble du groupe mais pas nécessairement à chacun des agents du groupe)

Opisthorchis viverrini (infestation à) (Vol. 61 ; 1994)

Oxyde d'éthylène [75-21-8] (Vol. 60 ; 1994)

Phosphore 32, en tant que phosphate (Vol. 78 ; 2001)

Plantes médicinales contenant des espèces du genre *Aristolochia* (Vol. 82 ; 2002)

Plutonium 239 et ses produits de désintégration (peut contenir du plutonium 240 et d'autres isotopes), en aérosol (Vol. 78 ; 2001)

Radioéléments émettant des particules par contamination interne (Vol. 78 ; 2001)

Radium 224 et ses produits de désintégration (Vol. 78 ; 2001)
Radium 226 et ses produits de désintégration (Vol. 78 ; 2001)
Radium 228 et ses produits de désintégration (Vol. 78 ; 2001)
Radon 222 [10043-92-2] et ses produits de désintégration (Vol. 78 ; 2001)
Rayonnement solaire (Vol. 55 ; 1992)
Rayons X et rayons gamma (Vol. 75 ; 2000)
Schistosoma hæmatobium (infestation à) (Vol. 61 ; 1994)
Silice cristalline [14808-60-7] (inhalée sous forme de quartz ou de cristobalite de source professionnelle) (Vol. 68, 1997)
Talc contenant des fibres asbestiformes (Vol. 42, Suppl. 7 ; 1987)
Tamoxifène [10540-29-1] (Vol. 66 ; 1996)
(Nota : On dispose également d'indications qui permettent de conclure que cet agent réduit le risque de cancer du sein controlatéral)
Tétrachloro-2,3,7,8 dibenzo-*para*-dioxine [1746-01-6] (Vol. 69 ; 1997)
Thiotépa [52-24-4] (Vol. 50 ; 1990)
Thorium 232 et ses produits de désintégration, administré par voie intraveineuse sous forme de dispersion colloïdale de dioxyde de thorium 232 (Vol. 78 ; 2001)
Tréosulfan [299-75-2] (Vol. 26, Suppl. 7 ; 1987)
Virus d'Epstein-Barr (Vol. 70 ; 1997) (*résumé et évaluation*)
Virus de l'hépatite B (VHB) (infection chronique par le) (Vol. 59 ; 1994)
Virus de l'hépatite C (VHC) (infection chronique par le) (Vol. 59 ; 1994)
Virus de l'immunodéficience humaine de type 1 (VIH 1) (infection par le) (Vol. 67 ; 1996)
Virus du papillome humain de type 16 (VPH 16) (Vol. 64 ; 1995)
Virus du papillome humain de type 18 (VPH 18) (Vol. 64 ; 1995)
Virus humain de la leucémie à cellules T, type I (HTLV-I) (Vol. 67 ; 1996)

Mélanges

Boissons alcooliques (Vol. 44 ; 1988)
Brais de houille [65996-93-2] (Vol. 35, Suppl. 7 ; 1987)
Chique de bétel avec tabac (Vol. 37, Suppl. 7 ; 1987)
Fumée de tabac (Vol. 38, Suppl. 7 ; 1987)
Goudrons de houille [8007-45-2] (Vol. 35, Suppl. 7 ; 1987)

Huiles de schiste [68308-34-9] (Vol. 35, Suppl. 7 ; 1987)
Huiles minérales, peu ou non raffinées (Vol. 33, Suppl. 7 ; 1987)
Mélanges analgésiques contenant de la phénacétine (Suppl. 7 ; 1987)
Poisson salé (façon chinoise) (Vol. 56 ; 1993)
Poussière de bois (Vol. 62 ; 1995)
Produits du tabac non fumé (Vol. 37, Suppl. 7 ; 1987)
Suies (Vol. 35, Suppl. 7 ; 1987)

Expositions professionnelles
Aluminium (production d') (Vol. 34, Suppl. 7 ; 1987)
Auramine (fabrication d') (Suppl. 7 ; 1987)
Brouillards d'acides minéraux forts contenant de l'acide sulfurique (exposition professionnelle) (Vol. 54 ; 1992)
Caoutchouc (industrie du) (Vol. 28, Suppl. 7 ; 1987)
Charbon (gaséification) (Vol. 34, Suppl. 7 ; 1987)
Chaussures (fabrication et réparation) (Vol. 25, Suppl. 7 ; 1987)
Coke (production de) (Vol. 34, Suppl. 7 ; 1987)
Fonderie de fonte et d'acier (Vol. 34, Suppl. 7 ; 1987)
Hématite (extraction souterraine avec exposition concomitante au radon) (Vol. 1, Suppl. 7 ; 1987)
Isopropanol (fabrication de l') (procédé à l'acide fort) (Suppl. 7 ; 1987)
Magenta (fabrication du) (Vol. 57 ; 1993)
Meubles (fabrication) et ébénisterie (Vol. 25, Suppl. 7 ; 1987)
Peintres (exposition professionnelle) (Vol. 47 ; 1989)

Groupe 2A : Probablement cancérogènes pour l'homme (64)
Agents et groupes d'agents
Acides aristolochiques (mélanges naturels) (Vol. 82 ; 2002)
Acrylamide [79-06-1] (Vol. 60 ; 1994)
Adriamycine [23214-92-8] (Vol. 10, Suppl. 7 ; 1987)
Azacitidine [320-67-2] (Vol. 50 ; 1990)
Benz [*a*] anthracène [56-55-3] (Vol. 32, Suppl. 7 ; 1987)
(Nota : Modification de l'évaluation globale, du groupe 2B au groupe 2A, sur la base de données complémentaires relatives à l'évaluation de la cancérogénicité et à ses mécanismes)
Benzo [*a*] pyrène [50-32-8] (Vol. 32, Suppl. 7 ; 1987)
Bis-chloroéthyl nitroso-urée (BCNU) [154-93-8] (Vol. 26, Suppl. 7 ; 1987)

Bromure de vinyle [593-60-2] (Vol. 39, Suppl. 7, Vol. 71 ; 1999)
Butadiène-1,3 [106-99-0] (Vol. 71 ; 1999)
Captafol [2425-06-1] (Vol. 53 ; 1991)
Chloramphénicol [56-75-7] (Vol. 50 ; 1990)
Chlorhydrate de procarbazine [366-70-1] (Vol. 26, Suppl. 7 ; 1987)
(Chloro-2 éthyl)-1 cyclohexyl-3 nitroso-urée (CCNU) [13010-47-4] (Vol. 26, Suppl. 7 ; 1987)
4-Chloro-*ortho*-toluidine [95-69-2] (Vol. 77 ; 2000)
Chlorozotocine [54749-90-5] (Vol. 50 ; 1990)
Chlorure de diméthylcarbamoyle [79-44-7] (Vol. 12, Suppl. 7, Vol. 71 ; 1999)
Cisplatine [15663-27-1] (Vol. 26, Suppl. 7 ; 1987)
Clonorchis sinensis (infestation à) (Vol. 61 ; 1994)
Colorants à base de benzidine (Suppl. 7 ; 1987)
Dibenz [*a, h*] anthracène [53-70-3] (Vol. 32, Suppl. 7 ; 1987)
Dibromo-1,2 éthane [106-93-4] (Vol. 15, Suppl. 7, Vol. 71 ; 1999)
Diméthyl-1,2 hydrazine [540-73-8] (Vol. 4, Suppl. 7, Vol. 71 ; 1999)
Epichlorohydrine [106-89-8] (Vol. 11, Suppl. 7, Vol. 71 ; 1999)
Etoposide [33419-42-0] (Vol. 76 ; 2000)
N-Ethyl-*N*-nitroso-urée [759-73-9] (Vol. 17, Suppl. 7 ; 1987)
Fluorure de vinyle [75-02-5] (Vol. 63 ; 1995)
Formaldéhyde [50-00-0] (Vol. 62 ; 1995)
Glycidol [556-52-5] (Vol. 77 ; 2000)
Herpèsvirus du sarcome de Kaposi/herpèsvirus humain N° 8 (Vol. 70 ; 1997) (*résumé et évaluation*)
IQ (Amino-2 méthyl-3 imidazo [4,5-*f*] quinoléine) [76180-96-6] (Vol. 56 ; 1993)
Méthanesulfonate de méthyle [66-27-3] (Vol. 7, Suppl. 7, Vol. 71 ; 1999)
Méthoxy-5 psoralène [484-20-8] (Vol. 40, Suppl. 7 ; 1987)
Méthylène-4,4′ bis (chloro-2 aniline) (MOCA) [101-14-4] (Vol. 57 ; 1993)
N-Méthyl-*N*′-nitro-*N*-nitrosoguanidine (MNNG) [70-25-7] (Vol. 4, Suppl. 7 ; 1987)
N-Méthyl-*N*-nitroso-urée [684-93-5] (Vol. 17, Suppl. 7 ; 1987)
Moutarde azotée [51-75-2] (Vol. 9, Suppl. 7 ; 1987)
N-Nitrosodiéthylamine [55-18-5] (Vol. 17, Suppl. 7 ; 1987)
N-Nitrosodiméthylamine [62-75-9] (Vol. 17, Suppl. 7 ; 1987)
Oxyde-7,8 de styrène [96-09-3] (Vol. 60 ; 1994)

Phénacétine [62-44-2] (Vol. 24, Suppl. 7 ; 1987)
Phosphate de tris (dibromo-2,3 propyle) [126-72-7] (Vol. 20, Suppl. 7, Vol. 71 ; 1999)
Rayonnements ultraviolets A (Vol. 55 ; 1992)
Rayonnements ultraviolets B (Vol. 55 ; 1992)
Rayonnements ultraviolets C (Vol. 55 ; 1992)
Stéroïdes androgéniques (anabolisants) (Suppl. 7 ; 1987)
Sulfate de diéthyle [64-67-5] (Vol. 54, Vol. 71 ; 1999)
Sulfate de diméthyle [77-78-1] (Vol. 4, Suppl. 7, Vol. 71 ; 1999)
Téniposide [29767-20-2] (Vol. 76 ; 2000)
ortho-Toluidine [95-53-4] (Vol. 77 ; 2000)
-chlorésaToluènes (benzotrichlorure [98-07-7], chlorure de benzal [98-87-3], chlorure de benzyl [100-44-7]) et chlorure de benzoyle [98-88-4] (expositions mixtes) (Vol. 29, Suppl. 7, Vol. 71 ; 1999)
Tétrachloréthylène [127-18-4] (Vol. 63 ; 1995)
Trichloroéthylène [79-01-6] (Vol. 63 ; 1995)
Trichloro-1,2,3 propane [96-18-4] (Vol. 63 ; 1995)
Virus du papillome humain, type 31 (Vol. 64 ; 1995)
Virus du papillome humain, type 33 (Vol. 64 ; 1995)

Mélanges

Créosotes (dérivées des goudrons de houille) [8001-58-9] (Vol. 35, Suppl. 7 ; 1987)
Biphényles polychlorés [1336-36-3] (Vol. 18, Suppl. 7 ; 1987)
Gaz d'échappement des moteurs diesel (Vol. 46 ; 1989)
Insecticides non arsenicaux (expositions professionnelles lors de l'épandage et de l'application) (Vol. 53 ; 1991)
Maté brûlant (Vol. 51 ; 1991)

Expositions professionnelles et autres

Coiffeurs et barbiers (expositions professionnelles des) (Vol. 57 ; 1993)
Lampes et tables à bronzer (utilisation) (Vol. 55 ; 1992)
Raffinage du pétrole (expositions professionnelles liées au) (Vol. 45 ; 1989)
Verrerie d'art, fabrication de verre creux et de verre moulé (Vol. 58 ; 1993)

Estimation du nombre de travailleurs exposés par agent cancérogène en France, 1990-1993

Finnish Institute of Occupational Health, CAREX (base de données relatives aux expositions professionnelles aux produits cancérogènes dans quinze pays européens).

ACAM	Acrylamide	13 403
ACID	Strong-inorganic-acid mists containing sulfuric acid (occup. exp. to)	375 461
ACNI	Acrylonitrile	5925
ADRI	Adriamycin	2714
AFLA	Aflatoxins	799
AS	Arsenic and arsenic compounds	25 920
ASB	Asbestos	138 111
AZAC	Azacitidine	138
AZAT	Azathioprine	339
BCME	Bis (chloromethyl) ether and chloromethyl methyl ether (techn. grade)	2250
BCNU	Bischloroethyl nitrosourea (BCNU)	2076
BD	1,3-Butadiene	9584
BDYE	Benzidine-based dyes	7027
BE	Beryllium and beryllium compounds	11 620
BENZ	Benzene	69 575
BNAP	2-Naphthylamine	465
BZID	Benzidine	1595
CMAP	Chloramphenicol	9 281
CCL4	Carbon tetrachloride	23 790
CCNU	1-(2-Chloroethyl)-3-cyclohexyl-1-nitrosourea (CCNU)	636
CD	Cadmium and cadmium compounds	22034
CERF	Ceramic fibers	17 478
CHAM	Chlorambucil	2218
CICL	Ciclosporin	1647
CISP	Cisplatin	4733
COB	Cobalt and its compounds	36138
CR6	Chromium VI compounds	67961
CYPH	Cychlophosphamide	9036
CZOT	Chlorozotocin	69
DEE	Diesel engine exhaust	410 499
DES	Diethylstilboestrol	386
DESU	Diethyl sulfate	1248
DMSU	Dimethyl sulfate	2932
EDB	Ethylene dibromide	9 561

EPI	Epichlorohydrin	11 190
ETO	Ethylene oxide	13 320
ETS	Tobacco smoke (environmental)	1 162 464
FORM	Formaldehyde	307 025
GLWO	Glasswool	128 892
IRAD	Ionizing radiation	22 114
MCHL	Methylene chloride	58 027
MELP	Melphalan	2 050
MNNG	N-Methyl-N'-nitro-N-nitrosoguanidine (MNNG)	600
MOCA	4,4'-Methylene bis (2-chloroaniline) (MOCA)	1041
MUST	Mustard gas (Sulfur mustard)	247
MYL	1,4-Butanediol dimethanesulfonate (Myleran)	865
NDEA	N-Nitrosodiethylamine	6 920
NDMA	N-Nitrosodimethylamine	5 566
NICO	Nickel compounds	46 541
NMUS	Nitrogen mustard	590
OCCO	Oral contraceptives, combined	1020
OCSE	Oral contraceptives, sequential	1020
ONON	Oestrogens, nonsteroidal	1020
OSTE	Oestrogens, steroidal	1020
PAH	Polycyclic aromatic hydrocarbons (excl. environmental tobacco)	117 202
PB	Lead and lead compounds, inorganic	135 474
PCB	Polychlorinated biphenyls (PCB)	5 311
PCOT	para-Chloro-ortho-toluidine and its strong acid salts	193
PCT	Pentachlorophenol	9794
PER	Tetrachloroethylene	140 913
PHEN	Phenacetin	1 402
PROC	Procarbazine hydrochloride	344
RN	Radon and its decay products	523 971
SILI	Silica, crystalline	108 164
SOL	Solar radiation	1 523 308
STOX	Styrene-7,8-oxide	1 961
STYR	Styrene	50 058
TBP	Tris (2,3-dibromopropyl) phosphate	124
TCPR	1,2,3-trichloropropane	227
THIO	Thiotepa	2964
TRI	Trichloroethylene	111 672
VCM	Vinyl chloride	7 951
WOOD	Wood dust	177 949

Sigles

3C : Centre de coordination cancer.

ADN : acide désoxyribonucléique, constituant du noyau cellulaire.

AIEA : Agence internationale de l'énergie atomique.

AFSSA : Agence française de sécurité sanitaire des aliments.

AFSSE : Agence française de sécurité sanitaire environnementale.

ARC : Association pour la recherche sur le cancer.

BEH : Bulletin épidémiologique hebdomadaire.

CCNE : Comité consultatif national d'éthique.

CIRC : Centre international de recherche sur le cancer.

CNAM : Conservatoire national des arts et métiers.

CNIID : Comité national d'information indépendante sur les déchets.

CNRS : Centre national de la recherche scientifique.

COGEMA : Compagnie générale des matières nucléaires.

CPA : Comité permanent amiante.

DDASS : Direction départementale des Affaires sanitaires et sociales.

DDE : Direction départementale de l'équipement.

DDT : dichlorodiphényltrichloréthane, insecticide puissant (interdit depuis les années 70).

EPA : *Environmental Protection Agency.*

HMO : *Health Management Organization* (réseau de soins apparu dans les années 80 aux États-Unis).

IFEN : Institut français de l'environnement.

IGAS : Inspection générale des Affaires sociales.

INERIS : Institut national de l'environnement industriel et des risques.

INRS : Institut national de recherche et de sécurité.

INSERM : Institut national de la santé et de la recherche médicale.

InVS : Institut de veille sanitaire.

IRM : image à résonance magnétique.

LMNH : lymphome malin non hodgkinien.

NCI : National Cancer Institute.
OGM : organisme génétiquement modifié.
OMC : Organisation mondiale du commerce.
OMS : Organisation mondiale de la santé.
OPRI : Office de protection contre les radiations ionisantes.
PCB : polychlorobiphényle.
PIB : produit intérieur brut.
PNB : produit national brut.
PVC : polychlorure de vinyle.
RESP : Revue d'épidémiologie et de santé publique.
SNIP : Syndicat national de l'industrie pharmaceutique.
UNSCEAR : United Nations Scientific Comittee on the Effect of Atomic Radiations.

Remerciements

Les auteurs tiennent à exprimer leur reconnaissance à tous ceux qui les ont aidés et encouragés, sans qui ce livre n'aurait pu être mené à bien, cancérologues, médecins, chercheurs épidémiologistes, toxicologues, vétérinaires, sociologues, économistes, responsables d'associations ou journalistes :

Isabelle Baldi, Bella Belbéoch, Paolo Boffeta, Marianne Briffod, Laure Coppel, Philippe Deguiral, Françoise Galmiche, Brigitte Lacour, Jean-François Moutou, Jean-François Narbonne, Novartis, Henri Pézerat, André Picot, Maurice Rabache, Claude Reiss, Jacques Richaud, Annie Sasco, Dominique Stoppa-Lyonnet, Annie Thébaud-Mony, François Veillerette et Pierre Volovitch nous ont fait bénéficier de leurs compétences et ont consacré du temps à nous répondre ou à nous recevoir.

Nathalie Bajos, Laurent Barbier, Bernard Girard, Richard Léry, Jacques Robert, Laurent Schwartz, Marc Tonnet ont bien voulu relire tout ou partie du manuscrit et nous faire part de leurs remarques, d'autant plus amicales qu'ils ne partageaient pas forcément le point de vue défendu ici.

Elisabeth Arrighi, Patrice Muller et le Syndicat de la Médecine Générale, dit « des anges gardiens », qui nous ont appris à réfléchir sur ces sujets.

D'autres avant nous ont travaillé et publié sur le cancer et l'environnement ; ils ont soutenu notre démarche par leurs encouragements, et leurs documents : André Cicolella, Dominique Belpomme, Thierry Jaccaud.

Nous remercions aussi les amis qui nous ont dépannés matériellement et moralement en proposant documents, ordinateur, contacts ou gîte d'enfants le week-end.

Enfin, Marc Grinsztajn, notre éditeur.

Que tous soient ici remerciés.

Il va de soi que les analyses de ce livre n'engagent que les auteurs.

Table des matières

DES MÊMES AUTEURS

Armand Farrachi

Plaisir visible
Saint-Germain-des-Prés, 1971

La Dislocation : Graal pulvérisé
Stock, 1974

Paysages d'agonie
Stock, 1976

La Garde-robe
Stock, 1980

Descendance
Stock, 1982

La Part du silence
Barrault, 1984

Romanesques vol. 1
Un amour de Dracula ou le paradoxe du vampire
Barrault, 1987

Romanesques vol. 2
Malfrats pour que je plonge
Barrault, 1987
et Zulma, « Grain d'orage », 1998

Romanesques vol. 3
La Ballade de Christian Flechter
Barrault, 1987

Les Oiseaux et les Sources
Barrault, 1990

Rousseau à l'état sauvage
PUF, 1997

Sermon aux pourceaux et autres opuscules
Zulma, « Grain d'orage », 1997

Un amour de Dracula
Zulma, « Grain d'orage », 1998

Les Argolides
Zulma, « Grain d'orage », 1998

Les ennemis de la Terre :
réponses sur la violence faite à la nature et à la liberté
Exils, 1999

Les poules préfèrent les cages
Albin Michel, 2000

Aux yeux des morts
Exils, 2002

Bach, dernière fugue
Gallimard, « L'un et l'autre », 2004

Petit lexique d'optimisme officiel :
comprenant syndromes, paradoxes, directives,
faux amis et autres notions obligatoirement positives
Fayard, 2007

JEUNESSE

Sonnez les matines (illustrations de Philippe Munch)
Casterman, « Mystère 12 », 1990

Le Coup de Jarnac
(illustrations de Gilles Scheid)
Bayard, « Je bouquine », n° 36, 1995

COMPOSITION : NORD COMPO À VILLENEUVE-D'ASCQ

GROUPE CPI

Achevé d'imprimer en octobre 2007
par **BUSSIÈRE**
à Saint-Amand-Montrond (Cher)
N° d'édition : 94481. - N° d'impression : 71746.
Dépôt légal : novembre 2007.
Imprimé en France